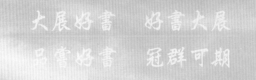

大展好書　好書大展
品嘗好書　冠群可期

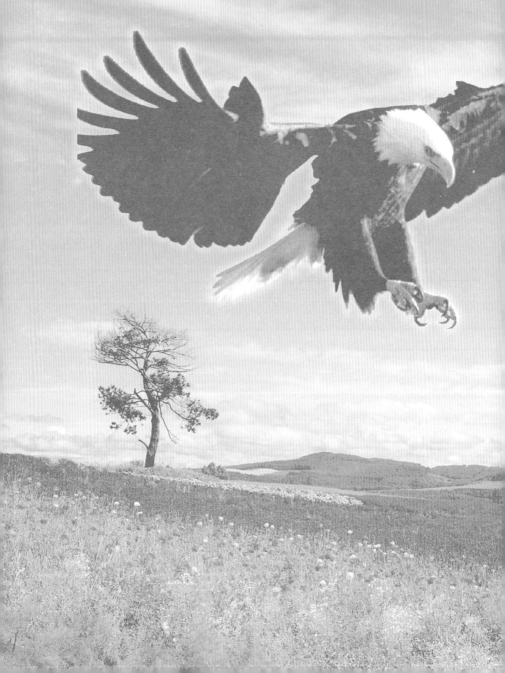

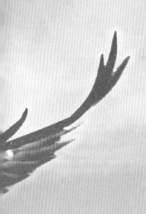

大展好書　好書大展
品嘗好書　冠群可期

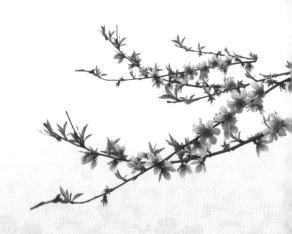

中醫保健站：56

田春禮
臨床經驗集

魏錦峰
田雨河　主編

大展出版社有限公司

《田春禮臨床經驗集》編委會

作 者 簡 介

　　田春禮，生於 1916 年，卒於 1998 年，享年 82
歲。田老出生於一個中醫世家，係山西省孝義市下堡
鎮東田莊人。他幼年就讀私塾，學習經、史、子、
集；少年時代師從於名醫李安慶，不僅對《藥性賦》
《湯頭歌訣》《頻湖脈學》爛熟於胸，而且對《四大經
典》的讀解獨具匠心；青年時代懸壺濟世，始則近鄰
者之診病，手到病除，繼則十里八鄉慕名而來，沉疴
頓起。

　　田老於 1951 年考取執業醫師資格證。1952 年
考入山西省中醫進修學校系統學習中西醫理論。田老
治病用藥的特點是以簡、便、廉、驗治大病、治重
病。他開的藥方處方不大、劑量不重，毒副藥物慎
用，配伍嚴謹，診治疾病很有分寸。他對五運六氣學
說潛心研究，人稱「田六味」。

內容提要

本書內容分為三部分：

第一部分寫田春禮老中醫多年從醫的臨床經驗，分為內科、外科、婦科、兒科四大部分；

第二部分寫五運六氣學說在臨床中的應用經驗；

第三部分寫田老的學術經驗，按照中醫理、法、方、藥的四大方向，論述各種疾病的治療方法。

書中內容適合廣大中醫臨床工作者閱讀。

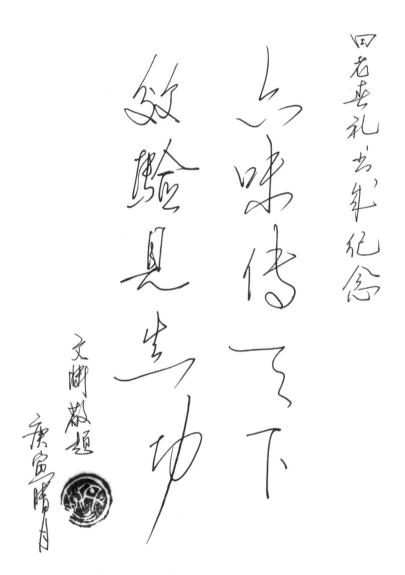

田老喜礼書年紀念

六味传天下

效验見奇功

文淵敬題

庚寅晴月

山西省中醫管理局局長文淵題詞

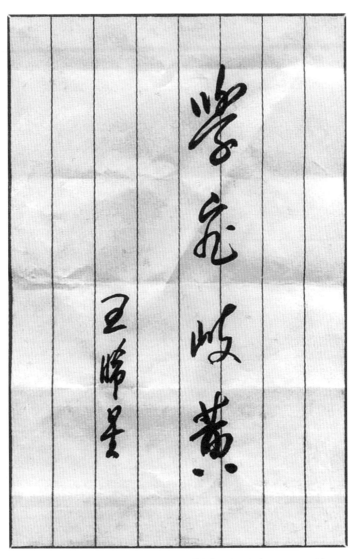

山西省中醫研究院院長、山西中醫學院副院長　王晞星題詞

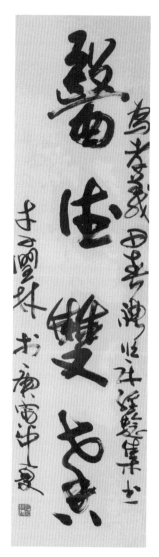

呂梁市副市長李潤林題詞

大醫濟含靈
驗方似君經
生方卹民苦
傳書永世功

辛卯春守盤敬贊

孝義市人民政府秘書長許守盤題詞

孝河名醫
留方濟世

李榮中

二〇一〇年六月

孝義市衛生局局長李榮中題詞

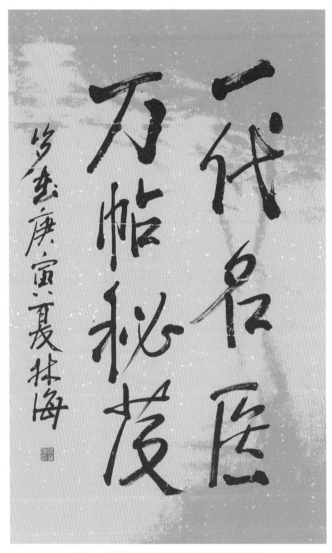

一代名醫
万帖秘笈

山西省汾陽醫院院長白林海題

　　久聞已故中醫田春禮先生，德醫雙馨。今欣聞孝義市中醫院為其整理出版《田春禮臨床經驗集》，特賦小詩一首，以表敬仰之意。

　　　　人稱田六味，聲譽滿呂梁。
　　　　用藥講精妙，奇效惠民間。
　　　　五運六氣說，防病可推衍。
　　　　醫案今匯集，杏林傳經典。

　　註：田六味──田春禮先生作為呂梁名醫，因常用六味藥物治病，處方藥少而精，價格低廉且效果又好，故民間稱其「田六味」。

　　　　　　　　孝義市第三中學校校長　馬夏民題

序

　　孝義市中醫院始建於 1965 年。田春禮主任醫師為我院創始人之一，在我院一直工作到生命的最後一刻，田老於 1998 年逝世，享年 82 歲。他為我院的創建、發展、人才培養、學術傳承傾注了畢生的精力。田老嫻熟地運用中醫的治病理論為孝義、呂梁、晉中等地人民解除病痛、預防疾患，深受大家的愛戴和敬仰。

　　田老於 1916 年出生於一個中醫世家，係山西省孝義市下堡鎮東田莊人。他幼年就讀於私塾，學習經、史、子、集；少年時代從師於名醫李安慶，不僅對《藥性賦》、《湯頭歌訣》、《瀕湖脈學》爛熟於胸，而且對《四大經典》的理解獨具匠心；青年時代懸壺濟世，始則近鄰者求之治病，手到病除，繼則十里八鄉慕名而來，沉痾頓起。

　　田老於 1951 年考取執業醫師資格證。1952 年考入山西省中醫進修學校系統學習中西醫理論。1955 年畢業後任孝義縣下堡醫院醫生，治癒了許多疑難重症，諸如「縮足腸癰」「水鼓」「關格」「脫疽」等等。

1965 年奉調創建孝義縣中醫院。田老治病用藥的特點是以簡、便、廉、驗治大病、治重病。他開的方藥，處方不大，劑量不重，毒副藥物慎用，配伍嚴謹，診治疾病很有分寸。他對五運六氣學說潛心研究，人稱「田六味」。1977 年被評為呂梁地區名老中醫。1988 年考取主任醫師。

田老行醫六十餘年，有很多臨床絕招，在呂梁、晉中久負盛名，我院現在的品牌治胃新藥「寧胃膠囊」就是老先生的臨床結晶。

為了弘揚中醫特色，讓更多中醫同道學習運用田老的寶貴經驗，讓更多患者得益，我們特組織田老的傳人整理總結他的臨床經驗和治病思想，集合成書為後人所享。由於時間和篇幅所限，加之編選水準有限，書中有不少缺點與錯誤，敬請讀者批評、指正。

本書在編寫過程中，山西省人大代表、呂梁市菸草專賣局副局長，孝義市菸草專賣局楊愛萍局長給予了大力支持。在此一併表示衷心感謝。

孝義市中醫院院長　魏錦峰

伯父是我永遠學習的榜樣

　　伯父田春禮生於丙辰年大年初一（1916 年 2 月 3 日），卒於丁丑年臘月初六（1998 年 1 月 4 日），享年 81 歲。當我能記事時，伯父已近年邁之年，他常著一身乾淨的黑色中式服裝，銀白的短髮，白淨而清瘦的面容，慈祥的笑容，炯炯有神的目光，精神矍爍，神采奕奕。

　　提起伯父，我們家族族長田春明常說：「春禮是我們家的一杆旗。他不僅對長輩尊敬，醫術高超，而且對我們整個田氏家族人的學醫、從醫起到至關重要的作用，是晚輩永遠學習的榜樣。」是的，我父親比伯父小 9 歲，從小在伯父的呵護下長大，在伯父的帶領下成為新中國第一代國家醫生。我們家的五個兄妹都是在伯父的親自教導下走上了學醫道路，而且是在伯父的親自關心下，找到各自就業的崗位。特別對我，伯父更是寵愛有加，伯父的八個兒女都學醫，他卻沒有向我們院領導提出安排任何一個到我院工作。但當我一畢業，他就幫我分配到中醫院工作，使我很榮幸地成為我家中第二個在中醫院工作的人。

　　當我在中醫院工作一段時間後才知道，伯父不僅是家族的一杆旗，而且在我市（縣）中醫界也是頗負勝名、德高望重。他對孝義市中醫院的發展，乃至對孝義市整個中醫的發展起到很重要的作用。他多次代表孝義

市中醫出席地區中醫學術交流，被譽為「呂梁名醫」。他因用藥量少而精，民間稱為「田六味」。他還多年當選孝義市政協委員。

弘揚中醫，不遺餘力。新中國剛剛成立不久，他便嚮應黨和政府的要求，讓祖傳的中藥鋪變成下堡聯合診所。他和我父親先後考入山西省中醫學校，在孝義中醫界一時傳為佳話。學成歸來，在下堡診所廣收學徒，在當時缺醫少藥的情況下，為下堡、南陽、杜村等地的中醫發展起到相當大的作用。

1965 年中醫院成立，縣領導調遣他到中醫院工作，多少下堡人含淚相送，依依不捨。來到中醫院後他更是一方面忙於臨床工作，一方面忙於教授學徒，把自己多年積累的醫學經驗和祖傳醫療經驗都毫無保留地教於徒弟。同時也使我家兄弟姐妹及很多親戚在他的親自教導下學成醫生，回鄉為廣大勞動人民服務。至今有許多人已成為醫院或鄉村名醫，用他的經驗為廣大病人服務。孝義有多少他的徒弟我也說不清。我們下鄉時，無論走到哪裡，一說起伯父的名字，便有人說是他的徒弟，讚譽他的美名，敬仰他的為人。

精研中醫，醫術高超。伯父從小就在我爺爺的教育下，繼承家學、精研中醫，長大又外出拜李安慶等許多名醫為師，兼學名家之長。1952 年考入山西省中醫學校深造，是我縣第一批外出學習的中醫。20 世紀 50 年代下堡村某婦女，腹脹如鼓，多醫遣方用藥不效，病人危

在旦夕，又值傍晚時分，當時家人準備抬病人到孝義市看病。伯父從外地看病回來看到此情，當即給病人把脈察病，隨後告訴病人家屬，先煎補中益氣湯加減方一付，以觀療效。

當時許多在場的醫生都說：「理氣、行氣、下氣之藥均不見效，如此腹部脹滿，氣逆大喘之人，怎敢進補？」我伯父卻從容地說：「此為，至虛有盛侯，補則生，瀉則死。且下堡距孝義路程有 25 千米，又是肩抬夜行，恐不到孝義病人已支撐不住。」病人家屬一方面抓藥煎服，一方面叫抬病人的村民不要走。不想一劑藥服下，半個時辰，病人噯氣連連，腹滿見消，安然入睡。第二天早上，二劑藥下，病人覺腹部平坦柔軟，腹脹消失，病人已能下地行走。伯父治病的故事一時傳為佳話，從此譽滿遠近。

精通五運六氣學術。伯父處方用藥少而精且效果好，久而久之，常用六味藥物治病，用藥量少而力專效宏，人稱為「田六味」。

聽一位給某局長開車的司機說，局長的岳父病危時請我伯父前去家中診病，到病人家時七旬老人已奄奄一息，昏迷不醒。只見把脈察病後，隨即開六味中藥，囑病人家屬：「病人服此藥 6～8 小時即可蘇醒，醒後如果想要吃飯便可給他一碗麵條，不要驚慌。」當這位司機第二天去時，病人已在院中行走，精神良好。病人告訴這位司機說：「服藥 6 小時就醒了，醒來肚子裏很

餓，吃了一碗飯後，全身微微汗出，待出汗後精神大
增，無其他不適，可謂藥到病除。」我把此事問於伯父
時，他卻淡淡地說：「多日不食，醒後要食很正常。《傷
寒論》中記載：服桂枝湯後服熱粥增加藥力。我也是用
飯增加體力，體力增加即是正氣增加，正如古人云：
『正氣存內，邪不可干也』。」

伯父的醫術，我是永遠趕不上的，伯父做人的德行
則更高。他退休多年，本應自己開個藥鋪掙不少的錢，
但他卻不開。他常對我說，我是中醫院的退休職工，中
醫院是我們創建的，故而把到家看病的人都叫到中醫院
抓藥，定期到中醫院坐診，給年輕的中醫講他的醫療經
驗。伯父的言行得到我院廣大領導職工的交口稱讚，當
他老人家八十大壽時，院領導及全院職工以「杏林楷
模」之區敬贈。他把這塊區掛在中堂，以教育我們後輩
要用心學醫、以德做人、支援領導、事業為重。

伯父雖然遠離我們已達十二年，但他的音容笑貌，
時常浮現在我的腦海。他的醫療經驗、醫人風格、大局
胸懷，永遠是我學習的榜樣。伯父的精神將永遠激勵著
我，我將竭盡全力，為中醫院的發展貢獻我應盡的力
量。

孝義市中醫院田春禮先生侄兒　田雨海

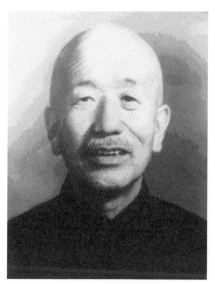

田老先生遺像

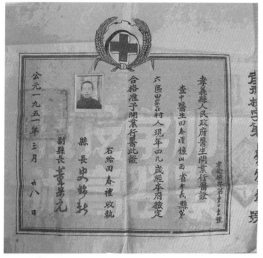

田老先生於 1951 年考取執業醫師資格證

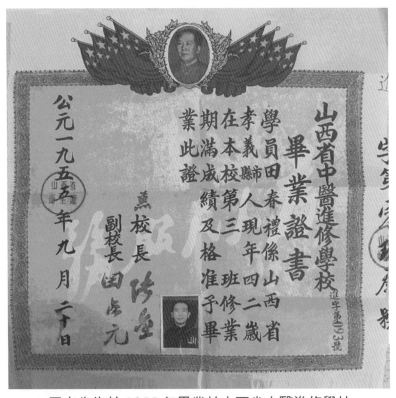

田老先生於 1955 年畢業於山西省中醫進修學校

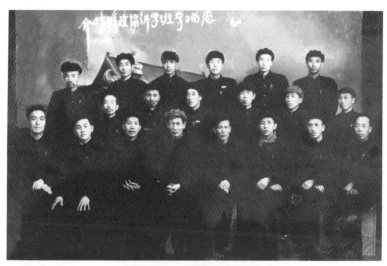

第二排左一為田老先生

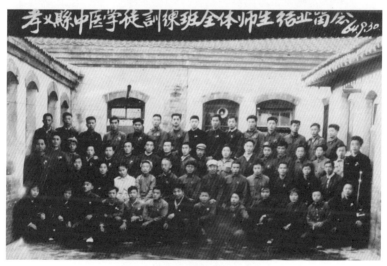

第二排左四為田老先生

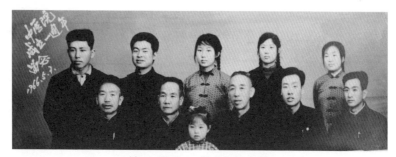

第一排左一為田老先生

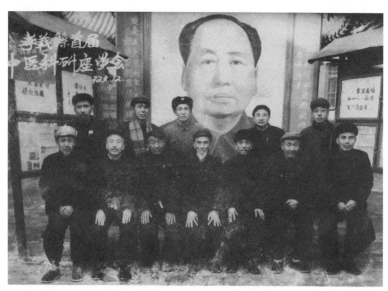

第一排左二為田老先生

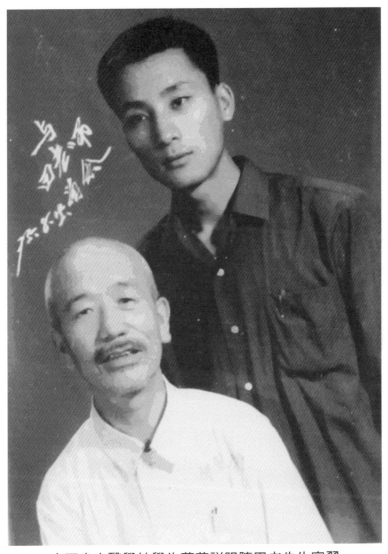

山西省中醫學校學生葛萬祥跟隨田老先生實習

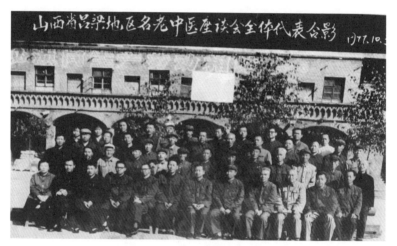

第二排右一為田老先生

　　談談（五運），（六氣）學說的來源以在用的一些体会：

　　五運，六氣的來源其在於混元一氣，而混沌初開乾坤發矣。清輕之氣上浮為天，重濁之氣下凝為地。

　　子開於天，丑闢於地，子午少阴君火天，火生為土，固而甲己化為土運，乙庚化為金用，丙辛化為水運，丁壬化為木運，戊癸化為土運，这是五運的來源。

　　子午少阴君火天，丑未太阴临湿土，寅申少阳相火旺，卯酉阳明燥金的，辰戌太阳寒水运，巳亥顾阳風木主，此是六氣之來源。二者合起来成為（五运，六氣）的实质现象。

　　如何化為（五运，六氣）呢？

　　在（五运，六氣）一年的發造近用于發病

田老「五運六氣」手跡

宋國慶　吐膿脹滿(結腸炎)　平胃散加減

　　炒蒼朮9g　厚樸9g　茉萸子9g
　　　　　　　　　　　　　杵打
　　白叩仁6g　砂仁6g　焦三仙各15g
　　　搗打　　　搗

　（二付）早晚水煎溫服

1994年3月12日

田老手跡

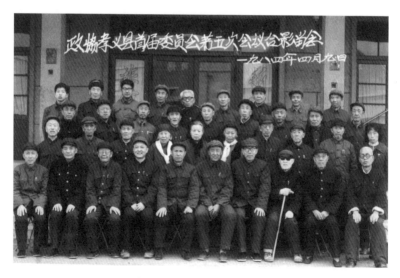

第二排左一為田老先生

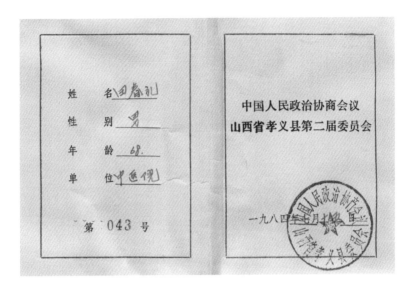

姓　　名　田春礼

性　　别　男

年　　龄　68.

单　　位　中医院

第　043　号

中国人民政治协商会议
山西省孝义县第二届委员会

一九八四年七月　　日

资 格 证 书

经山西省

高级卫生技术职务评审委员会评审

通过，**田云礼** 同志具备

主 任 医 师　任职资格，特发

此证。

编号：　　1503

发证单位：

一九八八年十二月　　日　发

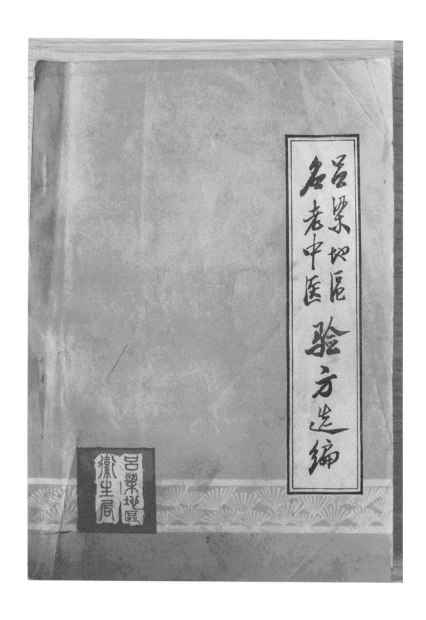

选编说明

伟大领袖和导师毛主席教导我们：**"中国医药学是一个伟大的宝库，应当努力发掘，加以提高。"** 在党的十一大路线指引下，为了调动一切积极因素，努力发掘、继承、整理祖国医药学遗产，尽快实现毛主席："创造中国统一的新医学新药学"的遗愿，在中共吕梁地委的直接领导和关怀下，我区于七七年十月召开了全区名老中医座谈会。会议期间，大家认真学习了十一大文件，揭发批判了"四人帮"反革命修正主义路线的极右实质及其在各方面的流毒和影响，以无比喜悦的心情，畅谈了大好形势，充分交流了防病治病的经验。

遵照毛主席**"百花齐放、百家争鸣"**的教导，我们将会议期间交流的资料，摘编成《吕梁地区名老中医验方选编》以便广泛交流，造福于人民。

本《选编》有关疗效、用法、制法等内容，未经调查核实，望同志们在医疗实践中进一步验证、总结、提高。为了便于交流，书中注明了材料来源，并附有参加此次座谈会名老中医花名表，如查询有关问题，请与原献方人联系。

书中所有方药剂量，均为十六两制，请使用时注意。资料中用量、用法只作了一般性介绍，临床使用时，应本着辨证论治的原则，按具体情况酌情处理。

本《选编》分六篇、二十四条，共收集方剂六百八十八个。

由于我们对马列主义、毛泽东思想学习得不够，业务水

參加座談會名老中醫花名表

姓　名	工作單位或住址
張漢卿	交口縣康城公社中心衛生院
趙明銳	汾陽縣人民醫院
田春禮	孝義縣中醫院
薛文裕	離石縣坪頭公社中心衛生院
高樹彪	臨縣曹峪坪公社衛生院
劉正奎	中陽縣人民醫院
趙茂柏	興縣瓦塘公社中心衛生院
雒維成	方山縣人民醫院
王智賢	方山縣人民醫院
趙武唐	交城縣西城公社西城大隊
李鳳祥	交城縣城關公社衛生院
閻宗權	文水縣北張公社西宜大隊
成漢三	離石縣人民醫院
吳德茂	孝義縣舊城橋北廂 15 號
李紹春	興縣惡虎灘公社衛生院
劉崇德	臨縣計劃生育辦公室
宋開阜	柳林縣青龍鎮
李勇興	興縣中學醫衛班
王元明	方山縣大武公社衛生院
劉澤侯	柳林縣穆村大隊
祁雲之	汾陽縣冀村公社衛生院

田春禮老先生
《呂梁地區名老中醫驗方選編》獻方

【主治】急驚風

【方藥】明天麻二錢　僵蠶二錢　全蠍一錢　鉤藤八分　蘇木五分　西紅花二分

【用法】西紅花研細，餘藥水煎溫服，以半量西紅花沖服。其餘半量下次送服。

【療效】服藥後即見效。

【主治】扁桃體炎

【方藥】沙參一兩　元參三錢　桔梗八分　黃柏錢半　知母八分　花粉五錢

【用法】食後水煎溫服。忌菸酒辛辣之味。

【療效】曾治癒三十八例。

【主治】偏頭痛

【方藥】川芎三錢　當歸八錢　白芷五錢　蒿本五錢　防風三錢　羌活三錢

【用法】食後水煎溫服。

【療效】堅持一段時間服藥，皆能顯效。

【主治】頑固性頭痛

【方藥】熟地黃三錢　炒山藥八錢　山萸肉五錢　菟絲

子五錢　當歸八錢　川芎三錢

【用法】食後水煎溫服。

【療效】堅持一段時間服藥，皆能顯效。

【主治】胃痛

【方藥】柴胡錢半　青皮八分　厚朴三錢　陳皮五錢　半夏三錢　黃芩二錢　雲苓三錢　豬苓三錢　香橼五錢　佛手五錢　菖蒲錢半　甘草八分

【用法】早、晚水煎溫服。

【療效】觀察七十三例，痊癒五十八例，好轉十例，無效五例。

【主治】反胃

【方藥】炒蒼朮三錢　厚朴三錢　砂仁三錢　白豆叩三錢　紅豆叩三錢　焦三仙各三錢

【用法】早、晚水煎溫服。忌刺激性食物。

【療效】屬於寒濕型見效更為顯著。

【主治】呃逆

【方藥】陳皮五錢　厚朴三錢　竹茹二錢　黨參三錢　公丁香三錢　母丁香三錢

【用法】早、晚水煎溫服。忌冷食。

【療效】觀察五十二例，僅四例無效。

【主治】口瘡

【方藥】甘草八分　防風錢半　藿香三錢　石羔一兩　生地黃四錢　黃芩三錢

【用法】食後水煎服。

【療效】曾治癒三十四例。

【主治】慢性肝炎

【症見】胸脅疼痛，腹部脹滿，小便色黃，四肢酸軟，脈弦。

【方藥】柴平湯加減

陳皮五錢　柴胡三錢　青皮八分　沙參八錢　炒蒼朮三錢川厚朴三錢

【用法】服湯劑十付後改為散劑，早、晚各三錢　。

【療效】顯效。

【主治】中風

【症見】口眼歪斜，半身不遂，口涎不止，脈虛弱。

【方藥】黃蓍赤風湯加減

黃蓍三兩　赤芍二錢　防風三錢　炒桃仁三錢　紅花三錢當歸八錢　西木耳五錢　川芎三錢　炒白芍五錢　生地黃三錢訶子肉五錢　粉甘草八分

【用法】早、晚水煎溫服。

【療效】服藥三劑後，皆能見效。

【主治】心臟病。（氣血兩虛）

【症見】心悸失眠、下肢浮腫、眩暈頭昏、四肢酸軟、不思飲食、脈虛弱。

【方藥】養心湯加減

甘草八分　沙參八錢　雲苓三錢　川芎三錢　當歸五錢遠志二錢　菖蒲錢半　天冬五錢　麥冬五錢　香附三錢　半夏三錢　柏子仁三錢

【用法】陽虛者加肉桂，去天麥冬。服湯劑症狀減輕者，改散劑而服。

【療效】曾治癒三十例。

【主治】經前腹痛

【方藥】當歸八錢　炒白芍五錢　柴胡錢半　雲苓三錢丹皮三錢　梔子八分

【用法】早、晚水煎空腹溫服。

【療效】觀察 92 例，痊癒 84 例，無效 8 例。

【主治】經後腹痛

【方藥】製香附三錢　乾薑三錢　柴蘇葉錢半　陳皮五錢烏藥五錢　吳萸錢半

【用法】早、晚空腹溫服。忌冷食。

【療效】觀察八十五例，痊癒七十四例，無效一例。

【主治】經水淋漓

【方藥】人參二錢　焦白朮五錢　雲苓三錢　當歸五錢肉桂二錢　五味子三錢

【用法】水煎早、晚空腹溫服。

【療效】觀察七十八例，痊癒七十四例，無效四例。

【主治】子宮功能性出血

【方藥】焦朮八錢　三七三錢　當歸八錢　茯苓三錢　遠志二錢　元肉五錢　甘草八分

【用法】如服藥二劑後繼續出血者，加陳棕炭三錢，側柏炭三錢。

【療效】服藥後皆能見效。

【主治】缺乳

【方藥】當歸六錢　川芎三錢　黨參三錢　雲苓三錢　炙蓍五錢　炒山藥五錢　炮甲銖三錢　王不留行四錢　漏蘆四錢通草錢半　蓮子五錢　炙草六分

【用法】食後水煎服，忌辛味。

【療效】服藥後即能見效。

【主治】小兒佝僂病

【方藥】黨參三錢　焦白朮五錢　白茯苓三錢　陳皮三錢炒山藥五錢　蓮子肉三錢　桔梗八分　炒枳殼三錢　雞內金五錢　砂仁三錢　使君子仁三錢　焦檳榔二錢　炒薏苡仁三錢焦三仙各三錢　甘草八分

【用法】將上藥研末，紅白糖各二兩，摻入二斤白麵內，蒸成饅頭，切片烤乾，一日二片，不拘時米湯送服。

【療效】觀察一百例，痊癒八十二例，好轉十一例，

無效七例。

　　【說明】為了保持田春禮老先生獻方原貌，我們沒有改變中藥劑量，按照現在的劑量換算 1 錢＝3 克。

目　錄

〖第一章〗臨床經驗

【第二章】 五運六氣學術

【第三章】學術經驗

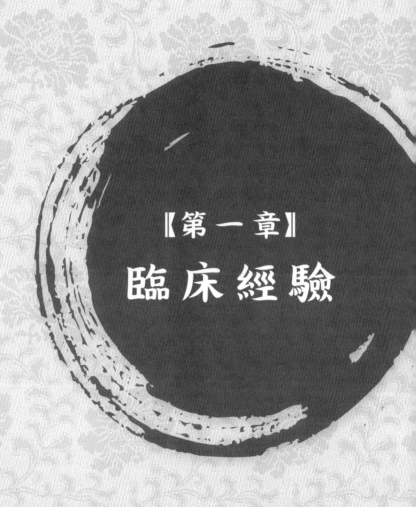

《第一章》

臨床經驗

✸ 內 科

1. 十神湯治時瘟感冒

1939 年冬至 1940 年春，十里八村感冒疾疫流行，挨門逐戶皆相染易，無問大小，病狀相似。所見症狀大多惡寒漸輕、身熱加重、無汗頭痛、口渴心煩、胸脘痞悶、不思飲食，舌質紅苔薄白或薄黃，脈浮而數，證屬外感風寒，鬱而化熱。既屬感而即發的新感風溫，亦有鬱熱過時而發的伏邪溫病。

中醫是以臨床症候為治病依據，因證同所以治亦同，治法以解肌發表，理氣和中為主要方向。急施以十神湯每日一劑讓全家人服用。

【方藥】葛根 15 克，升麻 10 克，陳皮 10 克，生甘草 10 克，川芎 12 克，紫蘇葉 10 克，白芷 10 克，麻黃 10 克，赤芍藥 20 克，醋香附 10 克，生薑 5 片，連鬚蔥白 3 莖，板藍根 30 克，元參 30 克，三劑水煎溫服。

服藥過後，村民的病都治好了，但有些村的病人沒有這樣防治，病死的不少。1952 年在山西省中醫學校學習《溫病學》時，老專家講到：「1939 年冬至 1940 年春有一次大的瘟疫流行，全國死的人不少，預防治療有缺陷，只重視散寒沒有清裏熱解毒。」當時醫生治傳染病，國家沒有統一標準，只能靠醫生臨床因地制宜。

【按】田老辨證準確，用藥精當，步行出診，親臨病

榻，察色按脈驗舌辨苔，更注重飲食津液，所以臨證想到了《太平惠民和劑局方》的十神湯治時行感冒。首先葛根、升麻解肌發表，升津除煩，為君藥。麻黃、紫蘇葉、白芷散表邪，止頭痛；尤其川芎活血行氣，祛風止痛，為臣藥。醋香附、陳皮疏肝理脾；赤芍藥清熱和營；元參涼血解毒；板藍根清熱解毒；薑、蔥通陽解表，共為佐藥。生甘草清熱瀉火，調和藥性，為使藥。諸藥配合，寒溫並用，辛涼為主，兼清裏熱，調暢氣機，配合巧妙。田老常言：「氣順血行脈絡通，火消毒解病逃遁。」

2. 頭痛治驗三則

（一）頭痛（久痛入絡）。患者，劉某某，女，45歲，醫生，初診於 1975 年 10 月，頭痛十餘年久治不癒。患者十餘年前產後洗頭較為頻繁，或二日一次，或一日一次，漸至頭部有風吹感，有惡寒感，後來出現頭痛，自服去痛片、腦寧片等等；頭痛時輕時重，從未間斷，尤其在心情不快、勞累、感冒後，均出現頭痛；始則蒙痛、脹痛，繼則刺痛，或左或右，或在前額，或在巔頂，或在枕部。經期延後，色黑有血塊，經前兩乳脹痛，舌淡暗、苔薄白、脈弦澀。證屬瘀血頭痛，久痛入絡；治以活血化瘀，祛風通絡；菊花茶調散加減。

【方藥】川芎 30 克，荊芥 15 克，防風 10 克，細辛 3 克，白芷 15 克，炙甘草 10 克，羌活 10 克，花茶 10 克，野菊花 20 克，白菊花 20 克，僵蠶 10 克，蟬衣 10

克，蜈蚣1條，天龍10克，薄荷30克，一劑，共研細末，每服10克。一日二次，飯前溫開水送服。

當服至第三日時，頭痛消失，服完一劑之後，再無復發。三年後去內蒙古自治區巡迴醫療，感寒偶有頭痛，急速在當地將原方製成散劑服用，服藥當日頭就止痛，從內蒙古自治區回來後未再復發。

【按】十年頭痛，久痛入絡，一語切中病機。風寒定為外因，頭為諸陽之會，六經之首，故方中川芎辛溫，善於祛風活血而止頭痛，長於治少陽、厥陰經頭痛（頭頂痛或兩側頭痛）；荊芥輕揚升散，溫而不燥，善疏散風邪，既散風寒，又散風熱，兩藥相合，疏散上部風邪而止頭痛，共為君藥。防風、白芷、羌活、細辛均能疏風止痛，其中白芷善治足陽明胃經頭痛（前額部）；羌活善治足太陽膀胱經頭痛（後頭痛牽連頸部）；細辛善治足少陰腎經頭痛；薄荷用量較重，能清利頭目，消散上部風熱，俱為臣藥。花茶苦寒，上清頭目，制風藥之燥性，升降相因，為佐藥。炙甘草調和諸藥，為使藥。

野、白菊花入肝，清頭目。僵蠶、蟬衣平肝除風，蜈蚣、天龍為血肉有情之品，最善通絡走上竅，久病入絡非草木所能，取蜈蚣、僵蠶、天龍引六經治頭痛之藥入絡通竅，才能奏效。田老用散劑更能發揮通絡作用。散者散也，久寒瘀絡，溫散緩攻。

（二）頭痛（脾腎兩虛）。患者呂某某，男，58

歲，初診於 1976 年 10 月 15 日。患者頭痛眩暈五年，血壓不高，曾經以神經血管性頭痛在某大醫院住院治療一月，仍不見效；後以散寒治頭痛，或以活血治頭痛，均無效果，抱一線希望來孝義市中醫院治療。

症見頭痛以空痛為主，頭部怕冷，夜間痛甚，雖剛入冬，但棉帽已戴一月；乏力倦怠，腰背酸困，髖膝發冷，牙齒發冷，舌淡暗苔薄白，脈沉而弦。此乃腎陽不足，火不生土，脾土鬱滯，清陽不升。頭為諸陽之會，腦失陽養頭痛乃發。於是立法：溫補腎陽，補益中氣，方以：金匱腎氣丸合補中益氣湯加減。

【方藥】熟地黃 30 克，山藥 30 克，山茱萸 10 克，丹皮 10 克，雲苓 30 克，澤瀉 10 克，肉桂 10 克，蜜附子 15 克，黃蓍 30 克，焦朮 30 克，陳皮 10 克，升麻 10 克，柴胡 10 克，當歸 10 克，人參 10 克，甘草 10 克，生薑 3 片，大棗 3 枚，三劑，早、晚空腹服，一日一劑。

【二診】1976 年 10 月 20 日，患者服第一劑第二煎時，牙齒不發冷，髖膝不發冷；服第三劑第二煎後，周身大汗。於 1976 年 10 月 19 日早晨醒來自覺頭不冷不痛，刻症：舌淡暗，苔薄白，脈沉弦，繼以原方改為丸劑，製丸重 9 克，一日二次，早、晚各服一丸。

【三診】1976 年 12 月 28 日，患者訴丸藥還剩十餘粒，自服丸藥以來從未頭痛發作，舌轉紅，苔薄白，脈沉而緩。建議服完丸藥後停藥觀察。1979 年春季偶然見到患者，患者訴停藥三年來，從未頭痛發作，頭上的棉帽這

三年冬季也不戴了。

【按】田老認為清陽出上竅，腎陽為一身之陽，然腎中陽氣上升於頭，必賴中陽升舉；因患者牙冷，牙乃腎之餘，故選金匱腎氣丸補腎中之陽。蜜附子是治腎陽虛頭痛的要藥，且善通十二經脈，走而不守，貴在通絡。選用東垣補中益氣湯意在升舉陽氣，腦中陽氣暢通則外邪隨汗而解，所以服藥後周身大汗，便是正氣抗邪外出的佳兆。效不更方，以湯改丸，鞏固療效，三年未發，由陰轉陽，冬季身不冷，不戴棉帽，足以證明益火之源，以消陰翳。田老常言：「治病勿傷陽，陽虛病難癒。」

（三）頭痛（陽明頭痛）。患者李某某，男，34歲，初診於 1968 年 6 月 15 日。患者頭痛三年，西醫診斷為：額竇炎，副鼻竇炎。曾穿刺抽出膿液兩次，仍頭痛不止，尤在太陽出山時，前額頭痛劇烈。

患者職業為自行車修理工，每當低頭操作時，頭部憋脹欲裂，眼冒火花，陰雨天略好轉。察其舌紅暗，苔黃膩，脈弦滑，平素大便乾三四日一次，因為修自行車，有時應該大便時，因活幹不完只好排便拖後，年長日久便形成三四日一次大便。證屬陽明頭痛，方以白虎湯加味。

【方藥】生石膏 50 克，知母 10 克，甘草 10 克，粳米 30 克，炮甲珠 10 克，白芷 10 克，桔梗 6 克，薏苡仁 30 克，蘆根 10 克，甜瓜蒂 30 克，鬱金 30 克，川軍 15 克（後下），三劑，水煎服，一日一劑，早、晚空腹服。

患者服第一劑第二煎，大便先硬後黃溏；服第二劑第二煎噴嚏頻頻，鼻腔噴出膿栓伴血；服第三劑第一煎，雙鼻腔流出黃水約 5 毫升，伴有兩張黃膜組織，頭痛頓失，舌紅苔白，脈弦滑。原方加黃蓍 30 克、魚腥草 30 克、金銀花 30 克，三劑共研細末每日早、晚各 9 克，溫開水送服，此後再未復發。

【按】田老認為前額屬陽明，熱盛肉腐，熱之所過，血為之壅膿，日出陽盛，故頭痛劇烈；鼻竇乃彎性通道，排膿不暢，所以低頭膿堵，故頭憋脹欲裂；大便乾而三四日一次，陽明腑實，陽明腑熱上薰陽明上竅，所以首選白虎湯加川軍。李杲曰：「生石膏治頭痛，解肌而消煩渴。」故方中重用 50 克為君藥。大便閉，濁氣上薰，陽明經多氣多血，熱盛則血腐，血腐則成膿，故選用川軍釜底抽薪，直瀉火之源；用白芷入陽明經芳香開竅以排膿為臣藥。尤恐白芷力不足配以炮甲珠專通鼻竅之藥為佐，更選用甜瓜蒂、薏苡仁、桔梗、蘆根為使藥。服藥後果真排出膿栓、排出膿汁、排出膿膜，以挖病根，永絕後患。

田老常言道：「醫不明十二經絡，開口動手便錯，看病一定從經絡下手。」

3. 越鞠丸合通幽湯加減治噎膈

患者劉某某，男，64 歲，初診於 1966 年 8 月 15 日。患者因心情不快，漸至吞咽困難，於 1966 年 7 月 24

日在省城某大醫院吞鋇劑造影顯示為食道中段腫物，建議手術。患者拒絕手術治療，要求中醫治療。

刻症：面色萎黃，骨瘦如柴，吞咽困難，饑而不能食，六七日不大便，舌質紅絳，苔黃膩，脈弦滑。證屬：肝鬱氣滯，氣滯血瘀，氣鬱化火，熱結津枯；治以舒肝理氣，活血通幽；方選越鞠丸合通幽湯加減。

【方藥】川芎 30 克，炒蒼朮 30 克，醋香附 30 克，炒梔子 15 克，神麴 15 克，生地黃 30 克，熟地黃 30 克，桃仁 10 克，紅花 15 克，當歸身 30 克，甘草 15 克，升麻 10 克，五劑，早、晚空腹服，每日一劑。

【二診】1966 年 8 月 22 日。患者服藥後，大便出六七枚硬塊，嘔吐滿碗頑痰，飯量明顯增加，吞咽較為通暢。仍舌質紅絳，但苔變薄，脈緩滑。原方加蘇梗 30 克、勾吞 30 克、蜈蚣 3 條，繼以五劑早、晚空腹服。

【三診】1966 年 9 月 1 日。患者服藥後大便一日一次，通暢不乾。早飯一個窩頭，一碗米湯；午飯一碗中碗面，晚飯一個窩頭，一碗米湯。患者心情愉快，繼以上方十劑，每隔一日一劑，早、晚空腹服。

【四診】1966 年 9 月 25 日，患者說服藥以來體重增加 1 公斤，飯量較上次增加，吃飯不覺吞咽困難，為鞏固療效以湯改丸。

【方藥】川芎 30 克，炒蒼朮 30 克，醋香附 30 克，炒梔子 15 克，炒神麴 15 克，生地黃 30 克，熟地黃 30 克，桃仁 10 克，紅花 10 克，當歸身 30 克，甘草 15 克，升麻 10 克，鉤藤 30 克，蘇梗 10 克，蜈蚣 3 條，白

芍 20 克，夏枯草 10 克，三棱 30 克，莪朮 30 克，肉桂 6 克，三劑共研極細末，煉蜜為丸重 9 克，每次一丸，一日二次，早、晚空腹溫開水送服。

【五診】1966 年 12 月 30 日。患者面色紅潤，體重增加 4 公斤。早飯吃兩個窩頭，一碗米湯；午飯一碗半麵條；晚飯兩個窩頭，一碗米湯。大便一日一次且通暢，舌質紅苔薄白，脈和緩有力。

患者於 1966 年 12 月 24 日，在某大醫院再行鋇餐造影「原食道中段腫物消失，鋇劑流過通暢。」

【按】田老常言，百病生於氣，氣滯則津凝，津凝則痰生。痰滯阻於食道，在上則梅核氣，在中則痰瘀，在下則賁門幽門阻膈，所以治噎膈首當理氣，方選越鞠丸。因氣鬱則六鬱生：方中醋香附行氣鬱為君藥。川芎理血中之氣，行氣活血，助香附活血祛瘀，以治血鬱為臣藥。炒蒼朮燥脾祛濕，以治濕鬱；炒梔子清熱瀉火以治火鬱；炒神麴消食和胃，以治食鬱，共為佐藥。痰鬱多由氣鬱而濕聚痰生，亦與氣、火、濕、食諸鬱有關，諸藥合用，氣機流暢，五鬱得解，痰鬱自除。

吞咽困難，腫物在食道中段，舌紅絳，人消瘦，久病必瘀，幽門不通而上攻，所以吞咽困難。胃不受納，血枯不潤，大便難，故在越鞠丸中用當歸身、生地黃補血滋陰，潤燥通便；熟地黃滋陰補血潤燥；桃仁、紅花活血祛瘀，潤腸通便；升麻為陽明引經藥，可引諸藥入胃，且又可散鬱熱、升清陽，清陽升則濁陰降，以加強通幽通便之

功；甘草解毒和中，共奏養血潤燥、活血之功；兩方雙管齊下，各收順氣、活血之功。治療歷時四月有餘，竟收奇效，意在通調氣血，痼疾可癒。

4. 小陷胸湯合通幽湯治噎膈

患者原某某，男，62 歲，初診於 1969 年 9 月 5 日。患者吃揪片時，需飲湯水才能咽下，自以為上火服牛黃解毒丸及其他消炎藥未見好轉。在某醫院行吞鋇劑檢查確診為食道腫物，建議手術治療，限於病人家庭生活困難，無力支付手術費用而求治於中醫。

刻症：吞咽困難，吃一頓飯需半小時以上，尤其吃乾性食物阻而不下，餓而不能食，食而不下嚥，漸至食入即吐，近三月來消瘦 5 公斤；大便乾燥成塊且難下、舌質紅無苔、脈弦細無力。證屬胃陰大傷，瘀熱互結之小結胸證；病屬噎膈；治以養陰清熱、化瘀開結，方以小陷胸湯合通幽湯加減。

【方藥】黃連 15 克，薑半夏 30 克，全瓜蔞 30 克，生地黃 30 克，熟地黃 30 克，桃仁 30 克，藏紅花 5 克，當歸身 30 克，炙甘草 10 克，升麻 10 克，節菖蒲 10 克，鬱金 10 克，夏枯草 10 克，三劑，每劑煎三次，早飯前溫水服，一日一劑。

【二診】1969 年 9 月 9 日，患者訴服藥第二劑後腸鳴，大便下六七枚塊便，服第三劑後，胸中寬暢，吃飯吞咽較為通暢。觀其舌質仍紅絳無苔，脈弦細而無力。於上方加山慈菇 30 克、三棱 10 克、莪朮 10 克，五劑，一日

一劑，早、晚空腹服。

【三診】1969 年 9 月 15 日，患者訴服藥第三劑後嘔吐出血性腫物與大棗相似，大便色黑，如膠漆；服第四劑後，已能吃餅子、揪片之類食物。藥後吐出紅棗之大的腫物是什麼？

中醫認為是血腫。大便色黑如膠漆，可能是穢濁當除。攻邪應中病即止，故於原方去三棱、莪朮，加人參 10 克、黃藥子 10 克、黃耆 30 克、白芷 15 克，十劑，水煎服，一日一劑，早、晚空腹服。

【四診】1969 年 9 月 28 日，患者訴服藥十劑後，吞咽通暢，大便一日一次，色黃成條，體重增加 1 公斤，自認為治癒，限於經濟條件要求停藥。結合實際，只能停藥，但想到血腫吐出，食道定有內瘍，疽瘍火毒要消除，建議患者上山挖採蒲公英、敗醬草當菜吃。

患者遵照囑咐，吃了二年蒲公英、敗醬草。時隔八年後患者過 70 歲生日時與其相見，判若兩人，飲食正常，紅光滿面，體重 70 公斤。

【按】患者因吞咽困難、吞鋇劑造影診為食道中段腫物。田老認為是小結胸、噎膈。究竟是良性腫瘤，還是惡性腫瘤不得而知。

按中醫理論：養陰清熱，化瘀開結，再加破血攻堅，直搗巢穴收到了吐出血腫之效。因為內瘍二年之久將蒲公英、敗醬草當菜吃，八年之後患者不僅健在，而且飲食正常，紅光滿面。這則病案體現了中醫辨證用藥，抓主症，

用主方，藥到病除。

5. 五苓散治水腫

趙某之妻，女，50 歲，初診於 1968 年 10 月 5 日。患者面部、四肢浮腫，小便不利，不能平臥，不大便，嘔吐而渴，飲不解渴，飲入即吐。舌體淡，胖有齒痕，苔白滑，脈浮滑。證屬傷寒太陽蓄水證；治以化氣行水；方選五苓散加減。

【方藥】桂枝 10 克，茯苓 30 克，豬苓 30 克，澤瀉 10 克，白朮 30 克，白茅根 30 克，薑半夏 10 克，絲瓜絡 10 克，通草 10 克，夏枯草 10 克，薏苡仁 30 克，生薑三片，大棗三枚，三劑，早、晚空腹服。

患者服第一劑後欲小便；服第二劑小便量增加，每日可排出 2,000 毫升小便；服第三劑後面目四肢浮腫消失，已能平臥，大便利，不嘔吐，可飲食。為鞏固療效，去它藥只用五苓散劑，每次服 9 克，一日二次，溫開水送服。經隨訪患者年已 91 歲，至今體健。

【按】五苓散是仲景方，患者嚴重浮腫，小便不利，水入即吐，名曰消渴、水逆，但膀胱不化氣是浮腫的主因，用五苓散化膀胱之氣，起到氣行則水行的目的。用絲瓜絡配通草意在以絡通絡，絡通則水行。

田老常說：「夏枯草利水消腫，薏苡仁利濕消腫，二者配伍水濕無停滯之地。」但是不管用什麼利濕之藥，桂

枝必配，因為桂枝化太陽膀胱之氣。桂枝利尿作用大於五苓散其他四味藥之利尿作用。先生在那個年代有這些認識全靠臨證體驗。

6. 內托定痛散治胃痛

患者張某某，男，29 歲，初診於 1954 年 10 月 4 日。患者半年前因思慮過度出現失眠，繼則後半夜出現胃痛；服止痛片止痛，曾服過香砂養胃丸，仍胃痛不止；大便色黑，不欲飲食，消瘦乏力。患者在太原某大醫院診斷為惡性潰瘍，住院一月不效出院，請中醫診治。

刻症：吐血，胃痛，大便黑，面色蒼白，飲水則吐，水穀不入，舌淡苔白，脈沉細無力。中醫診斷為胃痛、吐血、便血；證屬胃肌腐爛，陰瘡之類；治以養血托瘡生肌止痛；方以內托定痛湯加減。

【方藥】當歸 30 克，生地黃 20 克，赤芍 20 克，白芍 20 克，川芎 30 克，製乳香 10 克，製沒藥 10 克，肉桂 10 克，罌粟殼 10 克，黃耆 30 克，白芨 30 克，三七參 5 克，蒲公英 30 克，三劑研極細末每次吞服 9 克，一日四次。

當日吞服散劑 4 次，約 36 克，夜間胃已不疼，安然入眠，連服散劑 5 日後每晚睡眠極佳，胃不疼，飯量增加。服藥 20 日後，早飯可吃兩個饅頭，午飯可吃一中碗麵條，少量羊肉，晚飯可吃一個饅頭。患者於 1955 年 3 月 5 日，再次去太原某大醫院複查，吞鋇造影潰瘍已癒。

【按】田老臨床治療很有靈感，他見患者水穀不入，治療時便將內托定痛湯製成散劑讓患者吞服，散劑入胃彌散到潰瘍面，既治病又起保護瘡面的作用。該方有托瘡生肌、制酸止痛、抑菌除濕之功。20 世紀 80 年代我院將此方製成寧胃膠囊，進行消化性潰瘍治療，治療前後經胃鏡對比，其潰瘍癒合率達 94.4%。1999 年，呂梁地區衛生局批准為院內製劑P-085 號。2007 年 4 月 9 日，山西省食品藥品監督局批准為晉JZ20070012 號製劑。

7. 胸痺治驗

患者溫某某，男，60 歲，初診於 1978 年 10 月 5 日。患者胸悶、胸痛、氣短，總感覺有一股氣從左脅下向左乳內側牽拉，似鐵鉤鉤心的感覺；每次發作有瀕死感；心悸、失眠、汗出、乏力。

心電圖示：心肌缺血，血壓： 18.7 / 12.0 千帕；舌淡苔白膩，脈弦而滑。證屬胸痺，方用枳實薤白桂枝湯。

【方藥】枳實 15 克，薤白 15 克，厚朴 15 克，桂枝 10 克，全瓜蔞 30 克，三劑，早、晚空腹服。

服第一劑第一煎後約 40 分鐘，患者腸鳴腹瀉，便下黃溏很多，且所便之物燒灼肛門，便後極度乏力。服第三劑第二煎後又便下黃溏，突然胸悶氣短消失，更為可喜地是每日二三次發作的鐵鉤鉤心之感消失，但乏力較前加重。對於乏力一證用人參湯補中助陽。

【方藥】人參 10 克，甘草 10 克，乾薑 10 克，白朮

30克，三劑，早、晚空腹服，一日一劑。

三劑服後，乏力亦減。患者執意停藥。20年後與患者相見，患者體健無疾。

【按】田老多次講過此病例，他說：「患者年過六旬，胸陽必衰，脈弦而滑，為陰乘陽位。」仲景曰：「夫脈當取太過不及。陽微陰弦，即胸痺而痛，所以然者，責其極虛也。今陽虛知在上焦，所以胸痺、心痛者，以其陰弦故也。」患者感覺有一股氣從左脅下向左乳內側牽拉，有似鐵鉤鉤心之感，每次發作有頻死感。仲景曰：「胸痺心中痞氣，氣結留在胸，胸滿，脅下逆搶心，枳實薤白桂枝湯主之；人參湯亦主之。」患胸滿，脅下逆搶心，其本為虛，其標為實，痰濁阻滯，氣滯不通，病勢不僅已由胸膺部向下擴展到胃脘兩脅之間，而且脅下之氣又逆而上沖。故當急治其標實，宜通陽開結，泄滿降逆，先用枳實薤白桂枝湯。方中枳實消痞除滿，厚朴寬胸下氣，桂枝、薤白通陽宣痺，全瓜蔞開胸中痰結。服後大便黃溏，肛門灼熱，標誌著邪有去路，痰熱濕從大便而出，故邪逆之氣以斷根源。

然畢竟是氣虛之體，所以便後則乏力甚，治以補中助陽以培其本，使陽氣振奮，則陰寒自散，正是仲景言人參湯亦主之，患者用人參湯後果然痊癒。

實際上凡遇胸痺心中痞氣，氣結在胸，胸滿脅下逆搶心者，先用枳實薤白桂枝湯祛其邪實，後用人參湯補虛固其根本，以絕後患。人參湯實為理中湯。理中者，理中

焦；中焦者，脾胃也；脾胃者，氣血生化之源，後天之本，萬物土中生，執中運以達四旁，中焦一生化，大氣一運轉，何病之有？

8. 腦癱治驗

患者趙某某，女，60 歲，初診於 1995 年 3 月 9 日。患者因一氧化碳中毒出現不醒人事，住某某醫院三月仍不醒人事，每日以燈盞華素片鼻飼，靜脈滴注能量維持，家屬不忍特邀先生診治。先生初診，患者不醒人事，不知二便，四肢抖動無意識，長期臥床不起已有褥瘡，骨瘦如柴，大肉剝脫，舌質紅絳無苔，脈細而數，奄奄一息。先生結合脈證，便認為是三甲復脈湯證，逐以三甲復脈湯治療。

【方藥】炙甘草 50 克，地黃 30 克，白芍 30 克，麥冬 20 克，阿膠 20 克（烊化），麻仁 30 克，生牡蠣 30 克，生鱉甲 30 克，生龜板 30 克，水煎三次。冷水浸泡半小時，每次文火煎 40 分鐘後，將烊化好的阿膠兌入，趁熱從鼻飼管中灌服，分早、晚空腹服。

患者服三劑後，四肢抖動之症狀消失，會說簡單話，示意拔掉胃管。

【二診】1995 年 3 月 18 日。患者呼之能醒，不再四肢抖動，舌質仍紅絳無苔，脈沉細而數。口唇乾燥皸裂，先生認為真陰耗竭，虛風內動，仍以原方十劑，煎服法同前。

【三診】1995 年 3 月 29 日。患者起坐自如，能認識自家人且能準確呼喚名字。

早晨吃一個饅頭，午飯可吃一小碗湯麵，晚飯可飲一小碗米湯。二便有知覺，有知羞感，舌質紅潤有白苔，脈濡細。但坐不長時，先生認為久病氣陰兩虛應氣陰雙補，方以補陽還五湯合三甲復脈湯。

【方藥】赤芍 50 克，當歸 30 克，地龍 10 克，黃蓍 120 克，桃仁 10 克，紅花 10 克，生牡蠣 30 克，生鱉甲 30 克，生龜板 30 克，炙甘草 30 克，乾地黃 30 克，白芍 30 克，麥冬 20 克，阿膠 10 克（烊化），火麻仁 30 克，十劑，一日一劑，煎服法同前。

【四診】1995 年 4 月 12 日。患者能回憶起以前的事，能認識自己的兒女，亦能呼喚其準確名字；更為可喜地是褥瘡奇蹟般地痊癒，患者可以下床，在別人攙扶下可以大小便。為了鞏固療效以三診方製成丸藥堅持服三個月。

【五診】1995 年 8 月 1 日。患者親自拜謝先生，兩目有神，語言不亂，步履正常，昔日精神之態再現。唯舌紅，夜間口乾，大便乾，小便澀，先生以六味地黃丸囑其長期服用。

我於 2010 年 2 月隨訪患者已 75 歲，生活自理、記憶清晰、行動便捷，還能做針線活。

【按】因為這則病案，是我隨同先生診治的，所以曾問過先生您為什麼見此病人選用三甲復脈湯。

　　先生曰：「吳鞠通《溫病條辨》中寫到『下焦溫病，熱深厥甚，脈細促，心中憺憺大動，甚則心中痛者，三甲復脈湯主之。』患者中毒熱傷真陰，久竭肝腎之陰，水不涵木，木枯風動，故見手足抖動且無意識，此乃心之本體欲失，故憺憺然大動。故用加減復脈湯斂陰益血加生牡蠣、生鱉甲、生龜板以滋陰清熱，潛陽息風。待陰生之後急以補陽還五湯補氣生血，通經脈與三甲復脈湯合之以收天功。」

　　為了進一步研究為什麼運用三甲復脈湯可以治癒西醫診斷為「植物人」的疾病患者。吳鞠通先生的解釋如下：「前二甲復脈，防痙厥之漸；即痙厥已作，亦可以二甲復脈止厥。茲又加龜板名三甲者，以心中大動，甚則痛而然也。」心中動者，火以水為體，肝風鴟張，立刻有吸盡西江之勢，腎水本虛，不能濟肝而後發痙，既痙而水難猝補，心之本體欲失，故憺憺然大動也。甚則痛者，「陰維為病主心痛」，此症熱久傷陰，八脈隸於肝腎，肝腎虛而累積陰維故心痛，非如寒氣客於心胸之心痛，可用溫通。故以鎮腎氣，補任脈，通陰維之龜板止心痛，合入肝搜邪之二甲，相濟成功也。

　　儘管我們可順理成章解釋原始病案但臨床中為何選定處方而收到奇特效果，仍是心中無數。無數就無數在沒有認清不醒人事，難道還不是心中大動嗎？先生從手中抖動無意識，又不醒人事，斷定為心中憺憺動的外疾，因為心主神明，神明已亂，亂在腎水不濟心火，故積極補腎水，以成水火滋濟，水中求火，真陽潛陰，以熄風動。

9. 中西醫結合治癒肝硬化腹水一例

魏某某，男，52 歲，係孝義縣下堡公社部落大隊隊員，1980 年 1 月 3 日初診。患者於 1 月前乘車赴孝義，突然出現眩暈、噁心、嘔吐，不能進食，繼而厭食油膩，腹大如鼓，腹壁靜脈怒張，大便溏瀉，小便黃，經當地醫生治療無效而去汾陽縣人民醫院診治，確診為肝硬化腹水。肝功能檢查：谷丙轉氨酶 380 單位，TTT（麝香草酚濁度試驗）13 單位，TFT（麝香草酚絮狀試驗）＋＋＋，CCFT（腦磷脂－膽固醇絮狀試驗）＋。患者曾住院醫治半月，用保肝藥、能量合劑無效，出現肝昏迷，囑回家待候。

【既往史】曾患風心病，患支氣管炎多年。1980 年 1 月 3 日就診時臨床表現：神昏譫語，語無倫次，循衣摸床，面色晦暗，煩躁易怒，外貌消瘦，鞏膜皮膚黃染，未見蜘蛛痣；心率正常，有期前收縮二聯律，心尖部可聞及雙期雜音，肺部有濕囉音，肝脾觸及不滿意，腹圍 85 公分，有明顯腹水，腹壁靜脈怒張。血紅蛋白 110 克／升，紅細胞 3.8×10^{12}／升，白細胞 5.3×10^{9}／升，脈象弦大，舌質紅絳，無苔。

【辨證】毒熱熾盛，波及心肝，彌漫三焦，勢欲動風。西醫診斷為：亞急性肝壞死，肝硬化腹水，早期肝昏迷。

【治法】遵照田老治肝經驗：瀉熱解毒，清肝涼血，開竅醒神，用犀角地黃湯加減，同時配合西藥。

【方藥】犀角 2 克（鋸末沖服），生地黃 30 克，赤芍 15 克，羚羊角 2 克（鋸末沖服），丹皮 15 克，琥珀 8 克，棗仁 15 克，商陸 9 克，川甲片 15 克，芒硝 9 克，二丑 8 克，草蔻仁 9 克，板藍根 15 克。1 月 4 日、1 月 5 日兩天內將上方二劑隨時加減，分四次口服。

同時靜脈滴注 10% 葡萄糖注射液 60 毫升，維生素 C0.5 克／次，一日二次。口服：酵母片每次 0.3 克，一日三次；維生素 B_1 每次 10 毫克，一日三次；維生素 E 每次 0.1 克，一日三次；肝太樂每次 0.1 克，一日三次。肌肉注射：地塞米松注射液一次 6 毫克，一日一次。

中西藥結合使用後，患者神志漸清，但腹脹如鼓，仍有陣發性腹痛、嘔吐；聽診：可聞及氣過水聲；呼吸困難，不能進食；不大便，脈弦數大；舌質燥絳。根據臨床表現：確診為腸梗阻，乃用承氣湯，攻裏通下，輸液以扶正。

【辨證】熱極津枯，燥結陽明。

【治法】急下陽明，瀉熱救陰。

【方藥】芒硝 9 克，大黃 15 克，枳實 9 克，二丑各 10 克，甘遂 6 克，商陸 3 克，滑石 9 克，水煎服。

患者 1 月 7 日服藥後大便既有稀汁，又有羊糞蛋之硬塊，隨後大便暢通。

腸梗阻緩解後，症見：神志稍清，仍不多言，面色暗滯，煩躁而怒，腹壁靜脈怒張，脈象弦結，舌質紅絳，無苔，未化驗肝功。病人出現午後低熱，呼吸困難，腰脊酸困。這種情況持續至 1 月 18 日。這 11 天的時間裏，我

們給他每日服中藥、西藥都無濟於事，看其無法搶救，曾給病人下達病危通知書，在家屬的再三懇求下，我們重新辨證。

請教田老，先生講：「肝喜條達，重在柔肝，使用大量軟堅之藥、疏通之藥。」

【辨證】肝氣鬱滯，肝絡瘀阻，三焦失疏，脾失健運，肝腎陰虧。

【治法】理氣行水，疏利三焦，活血化瘀，柔肝散結。

【方藥】炙鱉甲 15 克，炮甲珠 15 克，土鱉蟲 10 克，川牛膝 18 克，血丹參 18 克，鬱金 10 克，金錢草 15 克，炒萊菔子 15 克，大腹皮 15 克，香附 9 克，絲瓜絡 30 克，澤蘭葉 15 克，木香 9 克，川厚朴 15 克，枳實 10 克，雞內金 15 克，生白芍 15 克，柴胡 9 克，當歸 15 克，生地黃 15 克，商陸 6 克，大黃 9 克，芒硝 9 克，川芎 9 克，十二劑。

同時口服：消水丹（沉香、二丑、琥珀、甘遂各等分），三日一次，每次服 2 克（田老經驗方）。肚臍托商陸。從 1 月 18 日起將上述方法結合使用，於 1 月 30 日服完十二劑藥後，腹水基本消退，下肢水腫亦基本消退；無腹脹感，常有饑餓感，一日進食 0.6 公斤；能下床活動，生活自理；腹圍由入院時的 85 公分，縮小到 67 公分，呈舟狀腹；腹水症已不明顯，移動性濁音消失，腹壁原怒張之靜脈已消失；精神好轉，但仍有乏力、咽乾、口渴、雙腳心發熱、舌質紅絳，苔薄白等症狀。

2月9日在孝義縣人民醫院化驗檢查肝功能：黃疸指數6單位，TTT 8單位，TFT＋＋＋，谷丙轉氨酶100單位，病情穩定，情況良好，但只能說好轉。田老認為：久病傷陰，養陰為第一要務。

繼以田老原方加枸杞、石斛、麥冬、沙參、龍骨、牡蠣、秦艽、地骨皮、知母適量養陰、滋腎、柔肝。近日來一切均有好轉，能健步回家，春節後正月初四隨訪，患者情況很好，康復滿意。

【討論】肝硬化腹水，其病症與中醫之「臌脹」類同，多因七情內傷、轉輸失職、脾失運化、清濁相混、氣滯血瘀、隧道壅塞、水濕內阻、邪水氾濫所致。

本例患者肝功能損害伴嚴重腹水、腹脹胸悶，因氣道壅隔、升降失職所致。肝旺乘脾、氣鬱日久必有血瘀，血絡瘀阻於右脅則肝脹。腹脹如鼓，青筋縱橫於腹部久而之，肝腎之陰必傷，故足心煩熱，咽乾，舌質紅絳。

本例用藥以炙鱉甲滋陰軟堅；炮甲珠、血丹參、川牛膝、土鱉蟲、澤蘭葉、絲瓜絡活血化瘀、疏通肝絡、宣通水氣；炒萊菔子、大腹皮、柴胡、生白芍、鬱金、金錢草、香附舒肝利膽、理氣行水；大黃、芒硝、川厚朴、枳實蕩滌陽明、排泄毒素。

【縱觀全方】扶正祛邪，活血化瘀，通瀉二便，柔肝散結。按此方法治療一個月，腹水基本消失，轉氨酶恢復正常，病勢基本穩定。此患者治癒後13年來，生活自理，從事養蜂工作。

10. 中醫治癒尿毒症一例

尿毒症是由於腎功能不全使體內氮質及其他代謝性產物瀦留而引起的症候群。此病往往發展快、變化急、可危及生命，造成死亡。

患者張某某，男，74 歲，於 1979 年 8 月 17 日入院。患者噁心嘔吐，頭面浮腫多日，小便不利。半個月前一日下午，自覺全身先發冷後發熱，頭面浮腫，服中藥效果不佳。隔二三日，症狀不減，噁心嘔吐，繼服中藥效不佳；又注射青黴素、鏈黴素兼服中藥，嘔吐加重，小便少，色深黃，故來就診。

【入院檢查】體溫：37.9℃；血壓：17.3／12.0 千帕；神志模糊，表情淡漠，頭面浮腫，雙目失明，耳聾，心音低鈍；心率 60 次／分，肺呼吸音弱，肝脾未觸及，腹軟，腎區有叩擊痛，尿量每日 250 毫升，色深黃。化驗檢查：白細胞：$10.2×10^9$／升、中性粒細胞：90%、淋巴細胞：10%、血紅蛋白：120 克／升、尿蛋白：＋＋＋，鏡檢：管型：0～2，紅細胞：0～8，白細胞：0～5，膿球：0～2。經我院診斷為急性腎炎（腎功能衰竭），病情十分危急。西醫用 11.2%乳酸鈉 60 單位，10%葡萄糖注射液 300 毫升，靜脈滴注，仍神志模糊，煩躁不安，劇烈嘔吐，心率增快。8 月 19 日下午，全院會診，改施中藥，服真武湯合五苓散，效不佳。夜間，患者劇烈嘔吐，神志昏迷。

請田老會診：患者面色潮紅，急性面容，呼吸氣粗，

氣味尿臭，煩躁譫語；全身浮腫，少尿，嘔吐劇烈，嘔吐物為黏稠白液；舌質紅絳有瘀點，舌苔黃膩起芒刺，左脈浮軟，右脈弦滑。

田老認為：濕鬱化熱，熱入心營，濕滯中焦，轉輸無權，清陽不升，濁陰不降，肺失宣降，水道不通，濕鬱化熱，熱入心營，心神不安，故煩躁。《內經》云：「心為君主之官，主明則安，主不明則十二官危。」濕濁蒙蔽心竅，故神志昏糊。腎失司合，水道不利，小便少，尿液排不出體外，蓄積在體內而浮腫。病的本質在肺脾腎。田老說：「病在肺脾腎，宣肺意在提壺揭蓋、健脾意在運水、治腎意在通水。」

【方藥】炙麻黃 6 克，連翹 30 克，赤小豆 15 克，甘遂 3 克，絲瓜絡 30 克，血丹參 30 克，瓜蔞 15 克，山豆根 10 克，生白芍 15 克，白茅根 30 克，商陸 10 克，椒目 12 克，銀花 15 克，茯苓 15 克，羚羊角 3 克，大黃 15 克，滑石 12 克，芒硝 6 克，澤蘭葉 30 克。

水煎服一劑後，神清、吐止，二便通利，飲食增加，次日出院。出院後於 8 月 23 日來診，患者稍乾嘔，苔黃膩，脈弦滑，飲食二便正常，稍有煩躁之感，田老又施一方。

【方藥】瓜蔞 15 克，沙參 15 克，麥冬 10 克，羚羊角 3 克，犀角 3 克，丹參 15 克，白芍 30 克，菖蒲 9 克，鬱金 10 克，黃連 9 克，商陸 6 克，生山藥 15 克。

三劑水煎服後，浮腫消退，嘔吐停止，小便通暢。

【討論】炙麻黃：辛溫，歸肺，作用是發汗、宣肺、

利尿。遵照開閘門、潔淨腑的理論，使用麻黃開表發汗，可以使在表的水邪從表而解。《本草綱目》：「麻黃散治療目赤腫痛、水腫、產後瘀血。」《藥性論》：「連翹：主通利五淋，解小便不通，除心家客熱。赤小豆：利尿消腫、解毒排膿，所以對體內蓄積的毒素通過利尿的辦法排出。」這三味藥共起到利尿、宣肺、解毒的作用，可稱謂風水病首選之劑。

澤蘭葉：活血化瘀、利尿退腫。絲瓜絡：通絡行血。絲瓜絡形如人體毛細血管，其性通絡行血，遵照以絡通絡的原則，其有改善腎小球毛細血管血液循環的作用。血丹參：活血化瘀、涼血消癰、除煩安神。上述三種藥物劑量都用 30 克，充分發揮其有力的活血作用，使腎小球血流加速，修復再生，是全方的核心將士。

商陸、甘遂，二藥配伍有瀉水逐飲、通利二便的作用。二藥均有毒性，發揮其以毒攻毒的作用。因為病人劇烈嘔吐，呼氣有尿臭，可知毒素從呼吸道、消化道排泄，所以用大黃、芒硝、滑石蕩滌腸胃毒素。肺與大腸相表裏，大腸通暢，故肺系宣暢，嬌臟更姿，水道通利，從而起到利尿排毒、清解毒素的作用。羚羊角：清心肝、解毒尤甚。犀角清心涼血，清解血分之熱毒。

【縱觀全方】宣肺利水、活血化瘀、清熱解毒、清營開竅，故藥病相投，取效甚捷。隨後在此基礎上調理。

11. 中醫治療腎病綜合徵一例

患者高某某，男，28 歲，初診於 1978 年 7 月。患者

於 1978 的 7 月 7 日發燒惡寒，伴全身浮腫，繼而腹大堅滿，叩之有振水聲，小便短赤兼色黃，十日後查尿蛋白＋＋＋＋；血膽固醇 10.3 毫摩爾／升；血漿蛋白 4 克／升，非蛋白氮 630 毫升／升，西醫診為腎病綜合徵。給予免疫治療及激素治療，方案如下：苯丙酸諾龍 25 毫克肌肉注射，隔日一次；環磷醯胺 200 毫克、5% 葡萄糖注射液 20 毫升靜脈注射，隔日一次；10%葡萄糖注射液 500 毫升、維生素 C 注射液 1 克×2 支、維生素 B₆ 注射液 0.1 克×1 支、地塞米松注射液 5 毫克×2 支，靜脈滴注，一日一次；氫氯噻嗪一次 50 毫克，一日三次，口服；氨苯喋啶一次 50 毫克，一日三次，口服。用上述藥物治療一個月未見好轉，於 7 月 29 日請田老會診。

【症見】腹大堅滿，叩診有振水聲，煩熱，口苦，小便赤澀，大便秘結。望診：面色黃赤，舌質紅，苔黃厚膩。切診：脈弦滑。

【辨證】濕熱互結，水濕內停。

【治則】清熱利濕，攻下逐水。

【治療】用疏鑿飲子加減。

【方藥】半夏 10 克，茯苓 15 克，檳榔 9 克，黑白二丑各 6 克，澤蘭葉 30 克，丹參 20 克，商陸 6 克，椒目 9 克，赤小豆 9 克，木通 5 克，大黃 15 克，木香 6 克，牛膝 15 克，鬱金 12 克，雞內金 15 克，厚朴 15 克，每日一劑，早、晚空腹服。

【方解】赤小豆、木通、大黃，清熱利濕。商陸、黑白二丑、檳榔、椒目，攻下逐水。澤蘭葉、丹參、牛膝，

活血行瘀，暢通脈絡。木香、鬱金、厚朴，行氣利水。半夏、茯苓，降濁。雞內金消食導滯。

7月30日查房時，患者腹部鬆軟，浮腫明顯消退，尿量增多，大便通暢，尿蛋白＋＋＋，血膽固醇9.0毫摩爾／升，血漿蛋白5克／升。

【當日施下方】茯苓皮30克，赤茯苓10克，白蔻仁10克，雞內金10克，豬苓10克，檳榔10克，半夏10克，柴胡10克，香附10克，枸杞15克，巴戟天15克，防己15克，三劑。

【方解】茯苓皮、赤茯苓、豬苓，利水消腫。白蔻仁、雞內金、半夏，化濁和胃。柴胡、香附，理氣行滯。枸杞、巴戟天、防己，壯腎利水。

8月4日查房時，患者腹軟如棉，叩之呈鼓音，移動性濁音消失，二便正常。尿液檢查：蛋白＋，血膽固醇5.1毫摩爾／升，血漿蛋白5克／升，非蛋白氮250毫克／升。患者於8月5日治癒出院。

【按】田老說：「臨床識證為第一關鍵，次辨陰陽寒熱，證見腹大堅滿，煩熱口苦，小便赤澀，大便秘結，認定陽水為泛，故用疏鑿飲子，意在疏通江河，鑿開隧道。」所以臨證收到奇特療效。

12. 黃疸治驗

患者武某某，男，81歲，孝義市柱濮鎮胡家窯村

人。患者於 6 天前無明顯誘因出現上腹兩側脹痛、噁心、嘔吐，嘔吐物為胃內容物；無燒心、反酸、頭暈、頭痛。家人發現其鞏膜、皮膚顏色逐漸變黃，在當地服用中藥方劑，未見明顯效果。

患者於一天前出現上述症狀加重，伴寒戰、發熱，體溫高達 38.7℃，無咳嗽咽痛，無尿頻尿急，肌肉注射柴胡注射液 4 毫升後，體溫下降。患者為進一步診治來我院，門診以「黃疸」收入我科。

現症：上腹兩側脹痛，噁心嘔吐，鞏膜、皮膚黃染，精神、食慾差，大便已解，小便正常。

患者 9 年前在山西省汾陽醫院診斷為膽結石，並做膽囊切除術，術後左側腰背部間斷性疼痛。於 8 年前因噁心嘔吐，鞏膜、皮膚黃染就診於省級醫院，未明確診斷，服用中藥 15 劑後症狀消失。患者患高血壓 8 年，不規則服用北京降壓 0 號，血壓控制情況不詳。否認輸血史。

【體格檢查】體溫：36.4℃，脈搏：70 次 / 分，呼吸：20 次 / 分，血壓：18.7 / 10.7 千帕。發育正常，形體肥胖，神志清楚，言語流利，自動體位，扶入病房，查體合作。全身皮膚黏膜黃染，淺表淋巴結未觸及腫大。頭顱外形正常，眼瞼無浮腫，鞏膜黃染，雙瞳孔等大等圓，對光反射靈敏，耳廓無畸形，乳突區無壓痛，鼻中隔無偏曲，鼻竇區無壓痛，鼻腔無異常分泌物。唇紅無紫紺，伸舌居中，甲狀腺不大。頸靜脈充盈不明顯，頸動脈無異常搏動。胸廓對稱無畸形，心前區無異常搏動，雙肺叩診呈過清音，呼吸音低，心界不清，心率 70 次 / 分，律整，

各瓣膜聽診區未聞及病理性雜音。腹部膨隆，無蠕動波，右側肋弓處壓痛明顯，無反跳痛。肝脾肋下未觸及。腸鳴音 3 次 / 分。脊柱四肢無畸形，雙下肢無水腫。舌紅苔厚膩微黃，脈濡緩。

【輔助檢查】腹部CT：肝右葉鈣化灶，膽囊切除術後，膽總管未見異常改變。血常規：白細胞：14.9×10^9 / L，淋巴細胞：24.3%，中間細胞：3.3%，粒細胞：72.4%。尿常規：尿蛋白：＋－，膽紅素尿＋，尿膽原：＋。肝功能：總膽紅素：173 微摩爾 / 升，谷丙轉氨酶：185 單位 / 升，谷草轉氨酶：182 單位 / 升。

【病程記錄】

1992 年 2 月 18 日。今日田老查房：患者訴自覺發熱，惡寒，兩脅脹痛，不欲飲食，口乾，口苦，身目發黃，色略晦暗。查患者：舌黯、苔黃膩、脈濡緩。田老根據症、舌、脈分析患者為濕阻中焦，脾胃升降功能失常影響肝膽的疏泄，以致膽液不循常道，滲入血液，溢於肌膚、黏膜，故身目黃染；寒濕屬陰邪，則畏寒肢冷；陽被遏，運化失司，則脘悶腹脹，不欲飲食；濕邪橫逆募原，與衛氣相爭相離，則發為惡寒發熱。

綜上所述，辨病為黃疸、陰黃，證屬寒濕阻遏。治法予以溫中化濕，健脾和胃，佐以和解。方選：茵陳朮附湯合達原飲加減。

【方藥】茵陳 6 克，蜜附子 15 克，焦朮 20 克，乾薑 10 克，雲苓 30 克，金錢草 30 克，石莧穿 30 克，草果仁（去皮）15 克，砂仁 10 克，川厚朴 15 克，焦檳榔

15 克，枳殼 10 克，焦山楂 40 克，炒麥芽 15 克，炒神麴 15 克，炒雞內金 30 克，酒軍 10 克，絲瓜絡 10 克，通草 10 克，炮甲珠 10 克，木香 10 克，半夏 10 克，竹茹 10 克，生薑 3 片，大棗 3 枚，一劑，早、晚空腹服。

1992 年 2 月 19 日。今日查房，患者訴：上腹兩側脹痛略減輕，服藥後未再噁心、嘔吐，大便已解，為棕色；小便量正常，為濃黃色。檢查：血壓：18.0 / 10.7 千帕，全身皮膚、鞏膜黃染，雙肺呼吸音低，心界不清，心音遙遠，心率 72 次 / 分，律整。

1992 年 2 月 25 日。今日田老查房：患者訴背冷，自覺發熱減輕，身顫抖，身目發黃減輕，脈緩，舌暗苔黃。

【治法】溫中化濕，健脾和胃，佐以和解。方選：茵陳朮附湯合達原飲加減。

【方藥】茵陳 30 克，蜜附子 10 克，焦朮 30 克，乾薑 10 克，白茯苓 30 克，赤茯苓 30 克，茯苓皮 30 克，金錢草 30 克，石葦穿 30 克，砂仁 10 克，川厚朴 10 克，草果仁（去皮）12 克，檳榔 15 克，炒雞內金 30 克，酒軍 15 克，絲瓜絡 10 克，通草 10 克，木香 10 克，半夏 10 克，竹茹 10 克，枳實 10 克，枳殼 10 克，梔子 10 克，三劑，早、晚空腹服。

三劑後黃退熱清，寒熱不作，嘔吐止，脘腹脹滿頓消，始能進飲食，繼服原方五劑，小便清，飲食如常，肝功能恢復正常，一月後隨訪，一切如常。

【按】田老言：「膜原外通肌肉，內近胃腑，為三焦

之門戶，實一身半表半裏，患者久患膽病，又有手術史，此為邪伏膜原致陰黃之證明，所以茵陳朮附湯不退黃，又病更甚，值此之際，開達膜原甚為重要，合以達原飲便收效立竿見影。」田老的話提示了臨床按病因、病性、病位變化辨證用藥的同時，辨病之所用藥，是提高中醫中藥療效不可忽視的一環。

13. 蛛網膜下腔出血治驗

患者梁某某，女，66 歲，孝義市偏城村人。初診於 1996 年 2 月 13 日。

患者意識模糊，時有煩躁不安，5 天前噁心、嘔吐、頭暈、發熱。查體：血壓：22.7／12.0 千帕，克氏徵（＋），雙巴氏徵（＋），行腦 CT（電腦斷層掃描）檢查發現有蛛網膜下腔出血。治療上給予止血、鈣拮抗劑、腰穿腦脊液置換術，並交代家屬病人情況。

1996 年 2 月 14 日。今日查房，患者呈嗜睡狀態，呼之可應，二便尚可。查體：體溫：38.5℃，脈搏：60 次／分，呼吸：20 次／分，血壓：19.5／9.2 千帕，嗜睡狀態，雙側瞳孔不等大，右側 2 毫米，左側 2.5 毫米，對光反射靈敏，右側鼻唇溝變淺，右側上下肢肌力 0 級，肌張力低，雙側巴氏症（＋），頸有抵抗，克氏症（＋）。

行腦 CT 複查，結果：①蛛網膜下腔出血吸收期。②雙側基底節及左側內囊後腔多發性腦梗塞。脊液常規及生化檢查結果：蛋白定量：1350 毫克／升，葡萄糖定量：

2.5 毫摩爾／升，氯化物：110 毫摩爾／升，脊液呈橘黃色，紅細胞：4.50×10^9／升。尿常規未見異常。血常規：白細胞：13.9×10^9／升，淋巴細胞：26%，中性粒細胞：66.9%，血紅蛋白：126 克／升，紅細胞比容：0.391 毫摩爾／升，血小板：338×10^9／升。血電解質：鉀：2.87 毫摩爾／升，鈉：129.8 毫摩爾／升，氯：90.7 毫摩爾／升，鈣：1.11 毫摩爾／升。

根據患者的症狀、體徵及輔助檢查分析如下：①本患者診斷蛛網膜下腔出血合併腦梗塞。②患者持續發熱考慮原因有二：體內肺部感染（尿路感染可除外，因尿常規正常）和蛛網膜下腔出血所致的吸收熱，體溫可達 39℃。③根據動脈瘤性SAH Hunt-Hess臨床分級，本患者為三級，嗜睡，意識混沌，病情較重，必要時可行手術治療。④電解質紊亂，低鈉低鉀血症。

根據以上分析建議治療方法如下：①脫水降顱壓。②糾正電解質失衡。③運用鈣拮抗劑。④預防感染及併發症。⑤停用 6－氨基乙酸改為口服雲南白藥。⑥行腦穿置換腦脊液。⑦頭枕冰袋。⑧防止褥瘡及右側下肢深靜脈血栓形成。⑨交待病情，建議家屬可赴上級醫院行動脈瘤夾閉術及全腦DSA檢查，嚴密觀察患者瞳孔、意識的變化。

1996 年 2 月 16 日。今日田老查房，患者仍呈嗜睡狀態，呼之能應，偶有煩躁不安，能進少量飲食，小便正常，昨日行開塞露灌腸，共大便 5 次，未見膿血便。血壓：21.3／9.3 千帕，脈搏：78 次／分，呼吸：18 次／分，體溫：39℃，餘查體同前。

　　田老看過病人分析如下：患者顏面潮紅，唇紅，舌質紅絳，苔黃膩，脈弦數，為熱入營血，熱極生風所致；證屬肝陽上亢，應予涼血、平肝、熄風、退熱治療；方用犀角地黃湯合羚羊鉤藤湯加減。

　　【方藥】水牛角 30 克，生地黃 30 克，赤芍 20 克，白芍 30 克，丹皮 30 克，鉤藤 30 克，桑葉 30 克，羚羊角（布包）20 克，野菊花 20 克，雲苓 30 克，竹茹 10 克，白菊花 20 克，川貝母 10 克，川牛膝 30 克，夏枯草 10 克，銀花 30 克，生石膏 30 克，黃芩 10 克，黃連 10 克，連翹 30 克，二劑，早、晚空腹服。

　　1996 年 2 月 19 日。今日隨田老查房，患者仍呈嗜睡狀態，呼之能應，進食量增多。小便正常，大便二次，為稀便。今晨測血壓：19.05／10.1 千帕，體濕：37.4℃，餘查體同前。

　　田老看過病人，分析如下：患者舌質紅，濕潤，苔黃，右脈弦，左脈微弦而滑，可繼續涼血、平肝、熄風、退熱治療。同時給予開竅治療，犀角地黃湯合羚羊鉤藤湯合菖蒲鬱金湯加減。

　　【方藥】水牛角 30 克，生地黃 30 克，赤芍 20 克，白芍 30 克，丹皮 30 克，鉤藤 30 克，桑葉 30 克，羚羊角（布包）3 克，野菊花 20 克，雲苓 30 克，竹茹 10 克，白菊花 20 克，川貝母 10 克，川牛膝 30 克，夏枯草 10 克，銀花 30 克，生石膏 30 克，黃芩 10 克，黃連 10 克，連翹 30 克，節菖蒲 15 克，鬱金 15 克，蟬衣 10 克，僵蠶 10 克，草蔻仁 10 克，生薑 3 片，大棗 3 枚，

三劑，早、晚空腹服。

　　1996 年 2 月 25 日。今日隨田老查房，患者精神食慾尚可，意識清楚，可表達簡單詞語，右側肢體活動受限，右側上肢肌力 0 級，下肢肌力 II 級。田老看過病人，指出：「患者舌質紅，苔白，左脈弦緩、右脈虛。患者氣陰兩傷，氣血兩虛，中醫應予益氣養陰複脈治療。」方用三甲復脈湯加減。

　　【方藥】甘草 10 克，麥冬 15 克，生地黃 30 克，西洋參 10 克，阿膠（烊化）10 克，牡蠣 30 克，炙鱉甲 30 克，炙龜板 30 克，川牛膝 15 克，夏枯草 15 克，白芍 30 克，元參 30 克，枸杞 20 克，巴戟天 10 克，蜈蚣 1 條地龍 20 克，砂仁 10 克，草蔻仁 10 克，薑半夏 10 克，竹茹 10 克，節菖蒲 10 克，鬱金 10 克，生薑 3 片，大棗 3 枚，五劑，早、晚空腹服。

　　1996 年 3 月 3 日。今日田老查房：患者精神清爽，意識清晰，可表達不適部位之感覺，能坐起吃飯，在家人幫助下，順利完成大小便，肢體可以隨意運動。田老建議將上方製成丸藥，重 9 克，一日二次，每次一丸，早、晚空腹溫開水送服。

　　1997 年 3 月 5 日。患者在家人的扶持下親自拜謝田老，自訴生活可以自理，還能幹些家務。

　　【按】田老說：「中醫治療以辨證論治為基礎，此患者應以葉天士衛氣營血方法辨證，根據臨床表現分清主次，辨證用藥。熱病後期，傷及下焦肝腎一定要以吳鞠通

三焦辨證來確定治療方向，此患者，肢體活動受限應理解為熱傷陰竭，所以選用三甲復脈湯滋陰柔肝，肝柔筋潤便可恢復行動。」

⑭ 便秘治驗

患者李某某，女，34 歲，槐樹園村人，初診於 1993 年 5 月 25 日。患者便秘二年，二年前無明顯誘因，大便乾燥，五六日一次，且不暢快，胃脘上頂；汾陽醫院下消化道造影顯示：直腸長度過長，腸蠕動慢。刻症：勞則乏力，下肢發冷；上午全身無力，下午全身有力，晨起乏力，身酸楚，心情不快時乏力；噯氣吞酸，食則胃脘滿滯，舌淡有瘀點，少苔，脈虛軟。

【辨證】中氣下陷，升降失司，肝鬱血瘀。

【治則】補中益氣，升陽舉陷，疏肝活血。

【方藥】黃耆 20 克，生白朮 30 克，陳皮 10 克，升麻 10 克，柴胡 10 克，當歸 30 克，草決明 30 克，川厚朴 10 克，莪朮 10 克，枳實 10 克，木香 10 克，杏仁 10 克，肉蓯蓉 10 克，黑芝麻 20 克，丁香 10 克，瓜蔞 20 克，百合 20 克，丹參 20 克，赤芍 20 克，川芎 10 克，吳茱萸 10 克，二劑，早、晚空腹水煎服。

【二診】1993 年 6 月 1 日。患者服上方二劑，大便二三日一次，較前通暢，胃脘上頂較前減輕。原先食生冷腹脹矢氣，現在食生冷後腹中舒服，舌淡有瘀點，脈虛軟。

【辨證】中氣不足，肝鬱血瘀。

【治則】補中益氣，疏肝化瘀。

【方藥】黃蓍 20 克，生白朮 20 克，陳皮 10 克，升麻 10 克，柴胡 10 克，當歸 20 克，草決明 30 克，川厚朴 10 克，杏仁 10 克，桃仁 10 克，紅花 10 克，百合 30 克，赤白芍各 20 克，桔梗 6 克，瓜蔞 30 克，丹參 15 克，菖蒲 10 克，鬱金 10 克，佛手 10 克，香櫞 10 克，二劑，早、晚空腹水煎服。

【三診】1993 年 6 月 16 日。患者大便二日一次，仍晨起乏力，下午有精神，舌淡苔白有瘀點，脈虛大。

【辨證】中氣下陷，瘀血內滯。

【治則】補中益氣，活血化瘀。

【方藥】黃蓍 20 克，焦朮 20 克，陳皮 10 克，升麻 10 克，柴胡 10 克，當歸 20 克，草決明 30 克，川厚朴 10 克，杏仁 10 克，桃仁 10 克，紅花 10 克，柏子仁 30 克，白芍 20 克，山楂 40 克，瓜蔞 15 克，麥芽 30 克，川斷 30 克，桂枝 10 克，乾薑 10 克，五味子 10 克，麥冬 10 克，元參 10 克，三棱 10 克，人參 10 克，二劑，早、晚空腹水煎服。

【四診】1993 年 7 月 21 日。服上方後大便一日一次，通暢，為鞏固療效，繼以丸劑治療。

【方藥】黃蓍 30 克，焦朮 25 克，陳皮 10 克，升麻 10 克，柴胡 10 克，當歸 20 克，草決明 30 克，川厚朴 6 克，杏仁 6 克，桃仁 6 克，紅花 6 克，人參 10 克，鬱李仁 10 克，山楂 40 克，瓜蔞 20 克，麥芽 30 克，懷牛膝

10 克，木瓜 10 克，乾薑 6 克，三棱 6 克，二劑，製丸，
重 9 克，早、晚各 1 丸，飯前服。

【五診】1994 年 4 月 27 日。服上方丸劑四月，大便
一日一次，通暢，吃飯好、睡眠佳，能夠參加勞動，舌淡
苔薄白，脈有力。

【按】田老認為：本證病機為中氣不足，升降失司，
故立法以補中益氣，以復升降；疏肝活血，使腸道血液循
環得以改善，方法得當所以療效卓著。

15. 口冷——痰濕中阻案

魏某某，女，49 歲，1985 年 11 月 15 日初診。口腔
冰冷，曾服吳茱萸湯、參附湯、金匱腎氣丸十餘劑罔效。
繼則四處求醫，遂診於吾師。

刻症：口腔清冷，頭部微冷，得熱水而冷不解，納
差，大便乾結，舌質淡，苔白膩，脈沉滑。田老認為此為
痰濕阻滯中焦，得熱而濕未化，應以燥濕化痰為法治之。
應用：二陳湯合平胃散。

【方藥】陳皮 15 克，半夏 12 克，茯苓 15 克，蒼朮
15 克，厚朴 12 克，白蔻仁 9 克，蘇葉 10 克，藿香 9
克，神麴 12 克，甘草 6 克，服二劑。

服藥後次日清晨起床時痰涎咯出量多，但口冷未減
輕。先生以原方加吳茱萸 9 克、乾薑 9 克，服三劑後痰
涎易咯出，量較之減少，口冷稍減，囑其效不更方，再服

三劑。患者三劑服完來診，訴其口冷已減半，以原方繼服五劑症狀大減，為鞏固療效，原方再服五劑隨訪痊癒。

田老認為：本證雖少見，但中醫認為脾開竅於口，痰濕阻遏，大濕大熱宜助濕礙運，應以燥濕化痰為其正治，加升發脾陽之蘇葉調其升降，助其運化為其順治也。

【按】田老認為：口屬脾之竅，脾主濕，今之脾被濕困，用燥濕化痰法治之而獲效。方中用神麴、蘇葉醒脾化濕，濕從下解，痰從上出，中焦升降有序，以收其功。此為本病之順治，後學者應多探討用之。

16. 頭痛——少陽樞機不利案

李某，女，53 歲，1986 年 3 月 15 日初診。患者素有頭痛發作史，常感夜間頭痛欲劈，白天較輕，十天前因與家人生氣後偶有頭痛，因痛而醒；伴見口乾、口渴，面色黯黑，精神不振，舌質暗紅，舌苔白，脈弦數。先生認為：頭痛發作於夜半且口乾、脈弦數應考慮少陽子時頭痛。方用小柴胡湯。

【方藥】柴胡 10 克，黃芩 10 克，黨參 10 克，半夏 10 克，白芍 10 克，川芎 10 克，大棗 3 枚，生薑 3 片，炙甘草 10 克。五劑，每天一劑，早、晚分服。

五劑後藥盡病除。田老認為：少陽始於子時，子時少陽被鬱，久則鬱而化火，膽火上炎，少陽樞機不利，故頭痛應時而發，藥後火散鬱發，少陽之氣得神，邪去而病

癒。故以小柴胡湯治之效佳。

【按】田老一生研讀經典，不遺餘力。他運用五運六氣學說治病，體現「天人合一」理論。

田老認為：「春氣者，病在頭」，本患者為女性，頭痛多發於夜半，為少陽子時頭痛。小柴胡湯為和解少陽主方，其方以夜半口服，晨起加強再服，助少陽之氣升發。頭者諸陽之會，陽氣無鬱，樞機得利，頭痛減輕，邪去病癒。田老運用五運六氣學說治病，在本地久富盛名。

17. 失眠——察舌辨寒熱案

王某，女，65 歲，1985 年 8 月 10 日初診。患者入睡困難，睡而不穩，醒後不能再睡，舌紅體胖，脈弦滑；伴見頭暈目眩，視物昏花，神疲乏力。鄉醫辨證為痰濕內阻，氣血不和，神不守舍。予以柏子養心丸治療乏效。

田老認為應「辨舌之乾潤，審臟腑寒熱」，患者雖有濕，但舌不乾，且為女性，脾虛為先，應以虛寒論治，溫陽益氣，補中益氣湯治之。

【方藥】黨參 15 克，黃蓍 20 克，茯苓 15 克，白朮 15 克，附子 10 克（先煎），當歸 15 克，陳皮 10 克，柴胡 10 克，升麻 6 克，炒棗仁 10 克，甘草 10 克，麥冬 15 克。

患者服六劑症減，原方共服十餘劑，後改為隔日一劑再服十劑鞏固療效，隨訪痊癒。

【按】失眠病位在心，與肝、脾、腎的陰陽氣血失調相關。今患者年老脾虛為先，採用補中益氣湯加減治療。方中：黃蓍、黨參、白朮、甘草補氣健脾；茯苓、麥冬、當歸、炒棗仁補心益脾；柴胡、升麻升舉陽氣；陳皮理氣健脾。

方中特點：用附子溫陽以助濕。縱觀全方以補中有溫，溫中有健，共收溫陽益氣之功。正中田老「辨舌之乾潤，審臟腑寒熱」的診療理念。

18. 眩暈——從瘀論治案

伍某，男，54 歲，1985 年 11 月 15 日初診。患者宿患心悸，時感頭暈目眩，甚則昏倒，曾在某醫院作有關檢查，診為「腦供血不足」「心肌缺血」。

刻症：頭暈目眩伴心悸、胸悶，噁心欲吐，神疲少氣，右側手指麻木，舌質暗淡，苔白，脈細澀。

田老辨證為氣虛運血無權，清陽不升，腦失所養，瘀滯不行，皆成眩暈；以「血實宜決之，氣虛宜掣引之」的方法治療。

【方藥】黃蓍 30 克，葛根 30 克，當歸 10 克，川芎 10 克，赤芍 12 克，桃仁 10 克，紅花 10 克，枳實 15 克，丹參 15 克，五劑。

藥後頭暈目眩較前好轉，心悸稍平，而脈仍細澀。原方加人參調理半年，精神好轉，眩暈未見發作。

【按】眩暈多為本虛標實之症，治則主以補虛瀉實，調整陰陽。患者宿患心悸，久病則多虛，故以此方治癒。綜合其方藥，重在益氣升清，推動氣血運行，達到氣行、血行之功。

方中：葛根升清陽之氣，降濁陰之濕；黃蓍、當歸以助葛根升陽，使氣血陰陽共調；川芎、桃仁、紅花、赤芍、丹參以活血祛瘀，助其通散；枳實破血消瘀。

19. 痞證——胃氣滯而失和降案

張某某，男，65 歲，1985 年 8 月 2 日初診，患者胃脘脹滿，胸滿胸痛，伴口乾，身癢如蟲竄動，疲乏無力，舌質淡，苔白，脈濡緩。《素問·至真要大論》中指出上腹部脹滿，不思飲食的病症，為胃氣滯而失和降的表現。治以理氣化濕，消痞除滿。

【方藥】柴胡 10 克，桂枝 10 克，乾薑 10 克，花粉 15 克，牡蠣 10 克，蘇葉 10 克，神麯 10 克，甘草 3 克。

服藥五劑後胸滿胸痛消失，口乾、身癢如蟲仍存，隨後加重神麯、蘇葉（神麯 30 克、蘇葉 15 克）的用量，繼服五劑後症狀消失而告癒。

【按】痞症是以自覺脘腹痞塞不通，滿悶不舒為主症。田老認為：古人多認為痞症以肝氣鬱結為多見，今為氣滯失和降患者，重用神麯、蘇葉治驗，充分體現「中醫治則中的審因論治」的觀念。

20. 易激綜合徵治驗三則

（一）趙某某，男，55 歲，初診時間 1982 年 12 月 27 日。自訴兩側脅肋脹痛，脘悶納呆、大便溏薄不成形，易怒，病逾一年，舌淡紅、脈弦細。

田老辨證為肝鬱脾虛型腸易激綜合徵，治宜疏肝運脾，調理氣機，方選痛瀉要方加減。

【方藥】陳皮 15 克，炒白芍 15 克，防風 9 克，焦白朮 15 克，砂仁 6 克，黨參 9 克，雲苓 9 克，豬苓 9 克，車前子 9 克（布包），木通 3 克，焦三仙各 9 克，甘草 2 克，水煎服五劑。

1983 年 1 月 2 日複診，患者訴脘脅脹痛減、大便成形。診病查脈後告患者守方續進五劑，以鞏固療效，隨訪未見復發。

【按】上例田老辨為腸易激綜合徵之肝鬱脾虛型，是由情志失調而致肝氣鬱滯、脾胃不和，引起氣機不暢、傳導失司而致泄瀉，治宜疏肝健脾。方中炒白芍、防風疏肝抑木；黨參、焦白朮、陳皮、砂仁、甘草扶土、益氣、健脾、燥濕；雲苓、豬苓、車前子、木通淡滲利濕而止瀉；焦三仙實脾扶胃而增食慾。縱觀全方用藥嚴謹，配伍獨特且偏重於健脾利濕，正是先生辨證用藥的精妙之處，故能收到藥到病除之效果。

（二）師某某，女，52 歲，初診時間 1980 年 7 月

27 日。患者自訴常畏寒肢冷，腹中冷痛，大便溏薄，每日3～4 次或黎明時瀉，瀉後即安；舌淡體胖，苔薄白，脈沉細。田老辨為脾腎陽虛型腸易激綜合徵。治宜溫補脾腎、厚腸止瀉，方選四神丸加減。

【方藥】補骨脂 15 克，吳茱萸 3 克，肉豆蔻 15 克（煨），五味子 9 克，乾薑 9 克，澤瀉 9 克，砂仁 9 克，豬苓 9 克。水煎服三劑。

1980 年 8 月 1 日複診，自訴畏寒肢冷除，大便略好轉，次數減少，身微感乏力，納呆。田老辨為脾虛之候，原方加黃蓍 15 克，黨參 15 克，焦三仙各 9 克，再進五劑。1980 年 8 月 6 日複診，身體漸復，大便已成形。每日 1～2 次；守方再進五劑，兩劑水煎服，三劑研細末，每日二次，每次 1 匙，溫開水送服。

【按】田老辨證為腸易激綜合徵之脾腎陽虛型，是因中寒日久、損傷腎陽、陽虛不能溫煦脾氣，運化失司而致泄瀉。正如王昂曰：「久瀉皆由命門火衰，不能專責脾胃。」治宜溫補脾腎、厚腸止瀉。

方中補骨脂溫腎陽；吳茱萸、肉豆蔻溫中散寒；五味子澀腸止瀉；砂仁醒脾；澤瀉、豬苓利濕回陽而止瀉。全方配合則腎溫脾暖，大腸固而運化復，正是田先生辨證組方之妙處。

（三）李某某，男，26 歲，初診時間 1990 年 4 月 6 日。患者自訴素喜食辛辣，炙煿菸酒致大便秘結，一週二

次或一週一次，伴脘腹不舒病逾半年；口乾舌燥、舌紅少苔，脈弦數。田老辨為陽明熱結；治以養陰潤腸、通腑除熱；方用增液承氣湯加減。

【方藥】生地黃 15 克，元參 15 克，枳實 15 克，大黃 9 克，川厚朴 9 克，梔子 9 克，檳榔 9 克，杏仁 9 克，火麻仁 9 克，甘草 2 克，服三劑。

患者服藥後大便 1～2 日 1 次，質仍硬，守原方去檳榔加桔梗 6 克、懷牛膝 9 克，水煎繼服三劑。大便基本正常，上方間歇服用五劑，病告痊癒。

【按】田老辨為腸易激綜合徵之陽明腑實型，是因喜食辛辣，熱結陽明胃腸，津液受邪熱灼傷，大便燥結不得行。正如吳鞠通曰：「津液不足、無水舟停。」治宜養陰潤腸，通腑除熱。

方中生地黃、元參滋陰增液；枳實、檳榔、川厚朴行氣散結、消痞除滿；梔子清三焦之熱；火麻仁、杏仁潤腸通便；大黃導滯清熱；甘草益氣和中。縱觀全方滋陰清熱、通腑導滯，使熱清液增，腑通便暢而癒。可見田先生辨證精準，用藥配伍嚴謹、合理、全面，又突出重點，故能收到治療佳效。

外 科

1. 脫 疽

　　患者劉某某，女，58 歲，初診於 1961 年 10 月 30 日。患者於 1960 年 8 月自覺右下肢從踝關節至足趾發冷、發麻，皮色蒼白，行走時間稍長則疼痛加重，趾甲增厚、粗糙而脆。自認為「腳氣」，用腳氣外治藥治療，有時趾甲好轉。於 1961 年立秋以來，患者疼痛加重，短途行走則疼痛更甚；有時徹夜不眠，右足大趾甲發黑，右下肢肌肉消瘦；舌淡少苔。田老先生認為患者寒濕凝滯，經絡不通，寒鬱化熱，治以溫經通絡，活血祛寒，解毒鎮痛；方以烏頭湯加味。

　　【方藥】生麻黃 15 克，白芍 30 克，黃蓍 30 克，甘草 10 克，川烏 12 克（以蜜 50 毫升文火煎 40 分鐘），紅藤 30 克，忍冬藤 30 克，地龍 10 克，蜈蚣 2 條，三劑水煎，每劑三煎，早、晚空腹溫服之。隔日 1 劑。

　　【二診】1961 年 11 月 7 日。患者服藥三劑後，自覺右下肢足背如有溫暖之感，但仍夜間徹夜不眠，白天短途行走則疼痛劇烈。先生認為寒入少陰，原方加遼細辛 10 克、肉桂 30 克，七劑煎服同前法，一日一劑。

　　【三診】1961 年 11 月 16 日。患者自服藥以來夜間不疼痛，且可安穩入眠，白天呈嗜睡狀態，有時頭暈，但血壓正常。先生認為這是「瞑眩」反應，是有效之徵。可喜的是跌陽脈有力，太蹊脈可觸及。上方五劑研極細末，

煉蜜為丸服三月，以鞏固療效。

【四診】1962 年 3 月 2 日。患者徒步從 35 公尺的大山來到醫院，右下肢從踝關節至足趾溫暖紅潤，趾甲油亮；趺陽脈有力，太蹊脈和緩，下肢肌肉豐潤，為繼續鞏固療效繼以原方再製丸服三月。

【按】田老認為患者右腳發冷、疼痛，右趾甲發黑，趺陽脈、太蹊脈消失，是寒濕入骨、入脈的表現。《金匱要略》中講到：「病歷節不可屈伸疼痛，烏頭湯主之。」烏頭湯治腳氣疼痛，不可屈伸。患者夜間疼痛，不可行走，難道不是烏頭湯之適應症嗎？所以用生麻黃發汗宣痹；川烏袪寒解痛，白芍、甘草緩急舒筋；黃著益氣固衛，助生麻黃。川烏以溫經止痛，又可防生麻黃過於發散，白蜜甘緩，解烏頭之毒。寒久而鬱熱，故於方中加紅藤通脈清熱；忍冬藤入血脈通經絡；地龍、蜈蚣血肉有情之品，入經脈以袪風寒濕。服藥後「瞑眩」正是有效之反應。因為病情深重，所以必須用峻藥治之。

2. 重症腸炎一例

1954 年 5 月 15 日，孫某某之妻年 34 歲，急發腹痛、嘔吐，欲便不便，無力呻吟，身體重，四肢、口唇青紫，奄奄一息。在眾人建議下將病人抬往昔頁頡堡海軍醫院救治，然軍醫說治不了。病人家屬哀求田老把脈，田老摸脈：脈沉而有力，浮而洪大。急書方劑。

【方藥】酒大黃 30 克，酒丹皮 30 克，赤芍 60 克，
濺銀花 30 克，肉桂 15 克，蜜附子 15 克，細辛 3 克，薏
苡仁 30 克，白芷 15 克，敗醬草 30 克，人參 30 克，全
瓜蔞 30 克，當歸 30 克。一劑，急煎三次，每隔 1 小時
灌服一煎。

服第二煎後，患者腸鳴矢氣，大便黑溏，腹痛頓減；
可以平臥於床，氣息緩和，酣睡一宿；凌晨汗出而解。第
二日，仍照原方再加黃蓍 30 克再服三劑而癒。

【按】田老說：「在當時眾多中西醫會診的面前，我
只好把脈定乾坤。」

李安慶老師說過：「心腹痛脈沉細疑，寒熱平調嘔痛
除，三部浮洪可救得，古今科定更無疑。」

患者脈雖沉而有力，雖浮而洪大，說明正氣有驅邪外
出的可能；腹痛、嘔吐、不大便、臥不著席、身體拘急，
此乃「縮足腸癰」，今之盲腸炎。證屬溫熱鬱結腸腑、阻
遏元陽之氣，故急以大黃牡丹湯合薏苡附子敗醬散加人參
當歸，寒熱並用，扶正祛邪，故服後得大便，以使濕熱毒
邪從大腸排出。

甲子少陽夜半起，平旦人氣升，所以凌晨陽氣初升之
時，在附子、人參、當歸扶正氣之作用下，鼓邪外出，戰
汗而癒。腸癰乃陰瘡，故於上方加黃蓍，補氣托瘡，生肌
長肉，以收良效。因為是一個特殊而很有歷史影響的重
病，我們寫此病例之前隨訪這位患者至今健在，年過 89
歲，說起田老，至今仍念念不忘。

❖ 婦　科

　　婦科有三十六症：七症、八瘕、九害、十二帶。單純說什麼是十二帶呢？青、黃、赤、白、黑、汙、穢、臭、濃、渣、水、濁為之十二帶。現在只說治療帶下病的體會。

　　「帶下」首見於《素問・骨空論》，其義有二，有廣義、狹義之分。廣義帶下是泛指婦科的經、帶、胎、產等疾病，因這些疾病均發生在帶脈以下的部位。如《史記・扁鵲倉公列傳》稱婦科醫生為帶下醫。狹義帶下，是指婦女陰道內流出一種黏稠液體，如涕如唾，綿綿不斷，通常稱為白帶。

　　《奇經八脈》論述：婦女血室，亦稱宮室、又稱胞宮，是一源而三岐：任脈循腹而行；督脈循背而行；衝脈是衝動脈形成上氣衝、中氣衝、下氣衝，又稱為上氣街、中氣街、下氣街。一旦衝、任不固，帶失約束而成帶下矣。又因帶脈為人身之腰帶，是束縛奇經八脈的工具，帶脈稍失約束即成帶下矣。

　　《氣口九道脈》論述：婦人思想無窮，日興夜寐不遂心意，帶脈抑或約束遲而易得帶下病。

　　又云：其他醫論所述：痢疾病白痢是寒，赤痢是火；婦女白帶是寒，赤帶是火。實際紅、白痢濕熱在大腸；婦女紅、白帶濕熱在小腸。因婦人思想無窮、心意不遂形成火剋金、金剋木、木剋土，則成肝熱脾濕、濕熱下注而成帶下矣。

1. 病因病機

產生白帶的主要原因是由於脾虛肝鬱、濕熱下注；或腎氣不足、下元虧損所致；亦有因感受濕毒而引起者。臨床以白帶、黃帶、赤白帶為多見。

（一）脾虛

因脾虛濕盛，反而侮肝，肝鬱生熱，濕熱下注，而致者。

（二）腎虛

素體腎氣不足，下元虧損；或房勞多產，傷及腎氣，而致帶脈失約，任脈不固遂致帶下。

（三）濕毒

行經、產後、胞脈空虛，或因手術所傷，濕毒之邪乘虛而入，損傷任、帶二脈產生帶下。

2. 辨證論治

帶症病機與脾密切相關，脾失健運是產生白帶病的內在原因，故治療多以健脾、升陽、除濕為主。但結合臨床諸證，有疏肝、固腎、清熱解毒等法。若帶下清冷，滑脫無禁者，更應溫補腎元，固澀止帶。

（一）脾虛

主要症候：帶下色白或淡黃，質黏稠，無臭氣，綿綿不斷；面色㿠白或萎黃，四肢不溫，精神疲倦，納少便溏，兩足浮腫；舌淡，苔白或膩，脈緩弱。症候分析：脾氣虛弱不能運化水濕，水濕之氣下陷而為帶下。脾虛中陽

不振，則面色不榮而呈䀲白或萎黃，四肢不溫，精神疲乏。脾虛失運，則納少便溏，兩足浮腫，舌淡苔白或膩，脈緩弱，也為脾虛中陽不振之象。

【治療原則】健脾益氣，升陽除濕。

【方藥舉例】完帶湯加遠志、菖蒲。（《傅青主女科》）

（二）腎虛

主要症候：帶下黃白；面黃肌瘦，四肢酸而無力，不思飲食，咳嗽，吐痰氣逆，少腹凝痛；舌苔黃膩，脈象遲濡。症候分析：腎虛則火不歸元，腎水虧損，陰不潛陽，虛火妄動，則水火既濟不交，以致火愈亢而成黃白帶下矣。

【治療原則】水火既濟，引火歸元。

【方藥舉例】易黃湯加遠志、菖蒲。（《傅青主女科》）

（三）濕毒

主要症候：帶下青黑（帶下者，肝熱脾濕以成帶下，甚則濕毒內攻成為青黑，因水不制火，而水、火、土渾濁不清以致有黑），口舌乾枯，語言乏力，行步無力，臥床不起，舌苔發黑，脈象芤革。症候分析：濕毒係因土不制水，腎水氾濫，以致肝腎陰虧，帶下青黑。

【治療原則】滋水涵木，清熱利濕。

【方藥舉例】龍膽瀉肝湯合併六味地黃丸（作湯用）（注意：去甘草，加昆布、海藻），水煎服。（《濟陰綱目》）

3. 病案舉例

（一）張某某，女，45 歲，農民，孝義縣下堡公社所屬昔頁頡堡大隊隊員，初診於 1964 年 4 月 14 日。患者患白帶已三年有餘，綿綿不斷；飲食少進，四肢酸困，面黃肌瘦，心悸恍惚，少腹劇烈疼痛，胸滿氣短嚴重，腰胯疼痛難忍，臥床不起，四肢厥冷，語言低微；苔白厚膩，脈象濡弱。治療以完帶湯加遠志、菖蒲。

【方藥】白朮 30 克，山藥 30 克，人參 3 克，白芍 12 克，陳皮 15 克，黑芥穗 2 克，柴胡 3 克，蒼朮 9 克，遠志 6 克，菖蒲 6 克，車前子 9 克，甘草 2 克，水煎服，三劑。

方中人參、山藥、甘草補氣扶中；二朮健脾燥濕；柴胡、白芍、陳皮舒肝解鬱、理氣升陽；車前子利水除濕；黑芥穗入血分，祛風燥濕；遠志有寧心、健脾、益氣之妙；菖蒲開心氣、散冷、除濕熱。全方為脾胃肝三經同治之法，具有健脾益氣、升陽除濕之功。

4 月 26 日二診。患者服加味完帶湯，白帶顯著減少，少腹疼與腰疼腿困亦好轉，藥證適應，再以原方加減續治。

【方藥】白朮 30 克，山藥 30 克，人參 3 克，白芍 12 克，芡實 15 克，陳皮 15 克，海螵蛸 18 克，香附 9 克，雲苓 9 克，遠志 6 克，菖蒲 6 克，甘草 2 克，配五劑藥。其中二劑：另包煎服；三劑：配一處研細末細羅飛過早、晚各服 3 克，溫開水送服。

該患者將湯劑、散劑服完後，親來答謝說：「我的白帶在服散劑量將近一半時已經停止。至服完後，語言宏亮，食慾增加，行動正常，精神飽滿，原先一系列症狀全部消失。」

（二）王某某，女，58 歲，農民，孝義縣下堡公社所屬賢者村大隊隊員。患者患黃、白帶綿綿不斷，患病二年有餘，以致面黃肌瘦，腰酸腿困，食慾減少，四肢清冷，大便溏薄，小便清長，夜間尤甚，少腹冷感，舌質淡，苔薄白。治療給予易黃湯加遠志、菖蒲。

【方藥】山藥 30 克，白朮 30 克，芡實 26 克，黃柏 9 克，車前子 9 克，白果仁 15 克，遠志 7 克，菖蒲 7 克，水煎服，三劑。

方中山藥、芡實、車前子健脾化濕；白果仁固任止帶；黃柏清熱燥濕，使熱去濕化，則帶自止。至於加遠志、菖蒲前方業以敘明。

王某某又於服三劑湯藥後複診，主訴：黃、白帶顯著減少，食慾增加，四肢溫和，大小便正常，再以原方加減續治。

【方藥】山藥 30 克，白朮 30 克，芡實 28 克，黃柏 9 克，黃蓍 15 克，白果仁 15 克，白芷 15 克，海螵蛸 18 克，遠志 6 克，菖蒲 6 克，雲苓 9 克，甘草 2 克，配五劑藥。其中二劑：另包煎服；三劑：配一處，研細末，早、晚 3 克溫開水送服。

數月後患者親來面稱，我的黃、白帶在湯、散劑服完後均已停止。原先有時停止不日復發，此次業以兩月有餘

未復發，又恢復健康。

（三）白某某，女，26 歲。患者經閉三年，脈象遲澀。症狀：少腹惡寒，上引腰脊，繞臍寒疝。病因：瘀血不行，留為石瘕，皆霜凝冰結之象也。

治療以附子理中湯加減。

【方藥】附子 2 克，甘草 2 克，黨參 9 克，焦白朮 15 克，煨薑炭 6 克，當歸 24 克，炒桃仁 9 克，川軍 9 克，細辛 2 克，川牛膝 9 克，肉桂 3 克，甘草 2 克，水煎服，三劑。

患者服藥後經水而來。

（四）黃某某，女，24 歲。患者經閉二年有餘，脈象遲緩。症狀：逐日發寒熱，頭暈，耳鳴，咳逆上氣。病因：肝火橫逆，從胞脈上迫於心肺，心肺之氣，不得下通。治療以當歸蘆薈丸加減做湯。

【方藥】當歸 24 克，黃連 3 克，黃芩 9 克，黃柏 9 克，川軍 9 克，龍膽草 9 克，蘆薈 9 克，木香 3 克，青黛 6 克，焦梔子 3 克，炒桃仁 9 克，甘草 2 克，水煎服二劑。

患者服藥後經水即來。

（五）李某某，女，21 歲。患者閉經一年六個月，脈象遲弦。症狀：眩暈、頭昏、耳鳴、哭笑無常、言語無倫。病因：仲景曰：「婦人傷寒中風，經水適斷，胸脅滿，如結胸之狀，譫語者。」此為熱入血室也，治療以小柴胡湯加減。

【方藥】柴胡 6 克，半夏 3 克，東參 3 克，黃芩 9

克，梔子 3 克，黃連 3 克，川軍 6 克，茜草 9 克，赤芍 6 克，香附 9 克，赤小豆 9 克，甘草 2 克，水煎服，三劑。

患者服藥後經水而來。

（六）黃某某，女，18 歲。患者 15 歲月經來潮，16 歲閉經已經二年，脈象遲弱。症狀：骨蒸肌熱，面色枯白，兩顴發赤，懶於飲食，皮乾消瘦，咳嗽喘息。

治療：女正當血盛之時，而見閉經血枯，宜大滋其血之化源。予以炙甘草湯加減。

【方藥】炙甘草 2 克，人參 3 克，乾薑 9 克，肉桂 3 克，麥冬 15 克，火麻仁 30 克，阿膠珠 9 克，天冬 9 克，炒桃仁 9 克，紅花 9 克，當歸 24 克，生地黃 9 克，水煎服，五劑。

患者服藥後經水來潮。

（七）王某某，女，27 歲。患者閉經二年以致天天鼻衄，脈象弦數。症狀：面黃肌瘦，四肢乏力，食慾減少，病熱逐漸嚴重。病因：脾濕肺燥中氣弱，衝任虛寒。

治療以四物湯加牛膝、枳殼等。

【方藥】當歸 24 克，川芎 9 克，炒白芍 12 克，生地黃 9 克，川牛膝 9 克，炒枳殼 9 克，降香 9 克，雲苓 9 克，阿膠珠 9 克，鬱金 9 克，赤芍 6 克，甘草 2 克，水煎服，三劑。

患者服藥後經水而來。

（八）張某某，女，34 歲。患者尚未生育，脈象虛細。症狀：行經常提前，以致少腹疼痛，周身發熱，四肢

酸痛。病因：血熱者水之不足也，故此，行經提前。

治療以四物湯加天冬等。

【方藥】當歸 15 克，川芎 9 克，炒白芍 12 克，生地黃 9 克，天冬 9 克，麥冬 9 克，黃芩 9 克，花粉 9 克，柴胡 6 克，阿膠珠 9 克，甘草 2 克，水煎服，三劑。

患者服藥後行經正常。患者癒後尚未到 6 個月就受孕了。

（九）梁某某，女，38 歲。患者從未生育，脈象遲緩。症狀：行經往往後期，少腹凝滯疼痛。病因：血寒者，水不溫也，故此行經後期而不易受孕。

治療以四物湯加雲苓、甘草等。

【方藥】當歸 26 克，炒白芍 15 克，川芎 9 克，生地黃 9 克，雲苓 9 克，桂枝 6 克，煨薑炭 6 克，附子 2 克，吳茱萸 3 克，香附 9 克，元胡 9 克，甘草 2 克，水煎服，三劑。

患者服藥後行經正常，不日就受孕了。

（十）高某某，女，26 歲。患者流產 3 次。症狀：患者孕後往往兩月餘就要流產，脈象虛弱。病因：夫婦人以血養胎，是血不足，而又不和，則胎不固矣。

治療以十全大補湯加減。

【方藥】人參 3 克，焦白朮 15 克，當歸身 15 克，炒白芍 15 克，熟地黃 6 克，黃蓍 15 克，砂仁 6 克，桑寄生 15 克，菟絲子 15 克，續斷 15 克，炒山藥 15 克，甘草 2 克，水煎服，三劑，治後則胎固矣。

（十一）劉某某，女，28 歲。患者流產 4 次，脈象浮虛。症狀：患者近期往往三個月就要流產。病因：衝任脈虛，下注胞中以養胎不足，則流產矣。

治療以十全大補湯加減。

【方藥】人參 6 克，焦白朮 15 克，炒山藥 15 克，黃蓍 15 克，百合 15 克，石斛 15 克，砂仁 6 克，五味子 9 克，續斷 15 克，當歸身 15 克，炒白芍 12 克，甘草 2 克，水煎服，三劑。

患者再次懷孕後足月順產。

（十二）高某某，女，25 歲。患者妊娠嘔吐，脈象弦滑。症狀：患者嘔吐已四月，嘔吐不止。病因：有胎子宮收閉，衝氣不得下泄，轉而上逆，挾胞中之水，以於胃上，則為痰水上溢，因而嘔吐。

治療以二陳湯合併香砂六君子湯加減。

【方藥】陳皮 15 克，雲苓 9 克，黨參 9 克，焦白朮 15 克，砂仁 6 克，炒枳殼 9 克，藿香 9 克，厚朴 9 克，草果仁 9 克，石斛 15 克，五味子 9 克，甘草 2 克，水煎服，二劑。

患者服藥後嘔吐即止而癒。

（十三）李某某，女，29 歲。患者妊娠 3 個月得了嗆症，脈浮數。症狀：咳喘交作，兩頰發赤，咽喉不利，氣嗆咳嗽，古名曰子嗆症。病因：胎中之水火，上擾於肺故此得子嗆症。

治療用麥門冬湯合併玉女煎加減。

【方藥】天冬 9 克，麥冬 15 克，當歸 15 克，炒白

芍 15 克，熟地黃 7 克，五味子 9 克，炒知母 6 克，百合 15 克，陳皮 15 克，紫苑 9 克，阿膠珠 9 克，甘草 2 克，水煎服，三劑。

服藥後患者痊癒。

（十四）曹某某，女，26 歲。患者妊娠 6 個月，少腹疼痛不停，脈象遲弦。症狀：少腹疼痛不停，小便不利。病因：在水分者，膀胱之氣不能化水，則子臟脹滿，水不得泄致使少腹疼痛不停，此是熱結不行者。

治療以導赤散加山梔、防己以清之。

【方藥】生地黃 9 克，木通 2 克，甘草梢 2 克，竹葉 2 克，當歸 15 克，川芎 9 克，羌活 9 克，梔子 6 克，炒枳殼 9 克，吳茱萸 3 克，甘草 2 克，防己 9 克，水煎服，二劑。

服藥後患者痊癒。

（十五）趙某某，女，27 歲。患者妊娠 5 個月，少腹疼痛，脈象遲。症狀：突然少腹疼痛。病因：陽氣不化。《內經》曰：「暴痛無熱，久痛無寒。」審係寒結，取其水利，則少腹之痛自止。

治療以五苓散合併橘核丸（做湯）加減用。

【方藥】白朮 15 克，澤瀉 9 克，豬苓 9 克，雲苓 9 克，官桂 3 克，川棟子 15 克，荔枝核 15 克，厚朴 9 克，吳茱萸 3 克，砂仁 6 克，良薑 9 克，甘草 2 克，水煎服，二劑。

患者服藥而癒。

（十六）秦某某，女，32 歲。患者少腹痛，脈象遲

弦。症狀：少腹經常凝滯疼痛。病因：肝陽不達於胞中，則胞血凝滯而痛，審在血分者，胞為肝腎所司。

治療以加味膠艾四物湯。

【方藥】當歸 15 克，川芎 9 克，炒白芍 12 克，熟地黃 6 克，砂仁 6 克，炒小茴香 9 克，阿膠 9 克，艾葉 9 克，桑寄生 15 克，黨參 9 克，焦白朮 15 克，甘草 2 克，水煎服，三劑而癒。

（十七）王某某，24 歲，患者妊娠 6 個月，少腹疼痛覺冷，脈象沉遲。症狀：少腹冷痛難忍，四肢酸痛。病因：腎陽不達胞室，則腹冷痛上連腰脊，此名胞阻。

治療以四物湯加杜仲等。

【方藥】當歸 15 克，川芎 9 克，炒白芍 12 克，熟地黃 6 克，杜仲 9 克，補骨脂 15 克，烏藥 15 克，艾葉 6 克，砂仁 9 克，石斛 15 克，甘草 2 克，煎服三劑而癒。

（十八）張某某，女，32 歲。患者妊娠 5 個月，子宮欲開，脈象虛弱。症狀：周身發熱，肚腰膨脹而下墜，腹痛惡寒，子宮欲開，似有臨盆之現象。病因：腎中之陽不足。

治療用附子湯，保腎之陽、以扶胃氣，是補陽法也。

【方藥】乾薑 9 克，附子 2 克，焦白朮 15 克，黨參 9 克，當歸 15 克，炒白芍 12 克，砂仁 6 克，石斛 15 克，補骨脂 15 克，骨碎補 15 克，阿膠 9 克，白芷 15 克，水煎服，二劑而癒。

（十九）車某某，女，24 歲。患者妊娠 4 個月，悲傷欲哭，脈象浮促。症狀：突然悲傷欲哭，如有神靈者。

病因：胃中之水津不足者，則子臟乾燥，病屬臟躁症。血燥則心不化液，而神無守也。

治療以甘麥大棗湯增加遠志、合歡花等。

【方藥】甘草 2 克，麥冬 15 克，遠志 6 克，合歡花 9 克，炒棗仁 9 克，茯神 9 克，琥珀 3 克，梔子 3 克，天冬 9 克，黃連 3 克，五味子 9 克，石斛 15 克，水煎服，三劑而癒。

（二十）孔某某，女，23 歲。患者妊娠 3 個月，經水淋漓不斷，脈象虛微。症狀：胎業已 3 個月，經水淋漓不斷，病屬胎漏，亦分水血二證。病因：下血者屬血熱因其火甚，故逼血妄行。

治療以四物湯加阿膠等。

【方藥】當歸 15 克，川芎 9 克，炒白芍 15 克，熟地黃 6 克，阿膠 9 克，炒梔子 3 克，側柏葉 9 克，黃芩 6 克，地榆炭 9 克，五味子 9 克，龍眼肉 15 克，甘草 2 克，水煎服，三劑而癒。

（二十一）焦某某，女，28 歲。患者妊娠 5 個月，外陰汗出如豆大，脈象虛弱。病因：去水太多，則胎乾枯。治療以黃耆糯米煎加白朮等。

【方藥】黃耆 30 克，糯米 30 克，白朮 15 克，海螵蛸 24 克，白芷 15 克，百合 18 克，山藥 15 克，麥冬 15 克，天冬 9 克，桑寄生 15 克，石斛 15 克，甘草 2 克，水煎服，二劑而癒。

（二十二）謝某某，女，22 歲。患者妊娠 7 個月，患子淋症，脈象虛細。症狀：小便淋漓，尿道疼痛不止。

病因：病在膀胱、脹閉澀滯；證屬水淋；治療以五淋散加減。

【方藥】生白朮 15 克，澤瀉 9 克，豬苓 9 克，雲苓 9 克，土茯苓 15 克，赤茯苓 9 克，官桂 3 克，木通 9 克，車前子 9 克，冬葵子 15 克，山藥 15 克，甘草梢 2 克，水煎服，二劑而癒。

（二十三）杜某某，女，24 歲。患者妊娠 6 個月，患子淋症，脈象浮數。症狀：小便淋漓刺痛。病因：病在血室，陰中刺痛，下滴血點；症屬血淋。

治療以四物湯加肉蓯蓉等。

【方藥】當歸 15 克，川芎 9 克，生白芍 15 克，生地黃 9 克，肉蓯蓉 15 克，白茅根 6 克，藕節 9 克，黃芩 6 克，赤茯苓 9 克，澤瀉 9 克，瞿麥 15 克，甘草 2 克，水煎服，三劑而癒。

（二十四）吳某某，女，23 歲。患妊娠子懸症，脈象遲弱。症狀：胎氣上逼，懸塞心胸。病因：病在血室，由於氣血兩虛，水泛為痰，壅湊其胎，濁氣上逆，係水分之病。

治療以六君子湯加枳殼等。

【方藥】黨參 9 克，焦白朮 15 克，雲苓 9 克，砂仁 9 克，陳皮 15 克，半夏 3 克，炒枳殼 9 克，紫蘇 6 克，大腹皮 9 克，川芎 9 克，香附 9 克，甘草 2 克，水煎服，三劑而癒。

（二十五）張某某，女，22 歲。患妊娠子懸症，脈象虛弱。症狀：胎氣上逼，胸中憋悶。病因：由於血虛，

胎中厥陰肝經相火沖，趨胎上逼，係血分之病。治療以小柴胡合併四物湯，再加雲苓、牛膝、麥冬以引之使下。

【方藥】柴胡 6 克，半夏 2 克，人參 3 克，黃芩 6 克，當歸 15 克，川芎 9 克，生白芍 12 克，生地黃 9 克，雲苓 9 克，川牛膝 9 克，麥冬 15 克，黃連 3 克，水煎服，三劑而癒。

（二十六）顧某某，女，42 歲。患者妊娠七八個月，患子懸症。症狀：眩暈胸痛，飲食少進。病因：產母血虛，胎無所養，上行求食者，但用下降之藥，不能治也，宜大補其血。

治療以炙甘草湯合併聖癒湯加減。

【方藥】炙甘草 2 克，淮山藥 15 克，炒棗仁 9 克，焦白朮 15 克，雲苓 9 克，當歸 15 克，黃蓍 15 克，白芷 15 克，芡實 15 克，生白芍 12 克，桑寄生 15 克，石斛 15 克，水煎服，二劑而癒。

（二十七）雷某某，女，38 歲。患者妊娠 6 個月，患子氣證，脈象沉。症狀：氣逆胸憋，周身水腫，便短。病因：胞胱並域而居，胞宮為胎所站，侵逼膀胱，以致膀胱之水不能化行故此，水腫便短。

治療以五苓散主之，以病情加減。

【方藥】生白朮 15 克，澤瀉 9 克，豬苓 9 克，雲苓 9 克，黃柏 9 克，生知母 6 克，麥冬 15 克，黃芩 6 克，杏仁 9 克，防己 9 克，車前子 9 克，甘草 2 克，水煎服，三劑而癒。

（二十八）武某某，女，34 歲。患者妊娠 7 個月，

患子煩證。症狀：逐日煩躁坐臥不寧，不思飲食，失眠。病因：血虛也，由於胎中之火，又上與心火相合，火擾其心，是以虛煩不能眠。

治療以酸棗仁湯合朱砂安神丸（做湯）加減用。

【方藥】炒棗仁9克，柏子仁9克，朱茯神9克，朱麥冬15克，朱遠志6克，天冬9克，當歸15克，炒白芍15克，黨參9克，焦白朮15克，砂仁6克，甘草2克，水煎服，二劑而癒。

（二十九）梁某某，女，32歲。患者妊娠4個月，患子眩證，脈象弦數。症狀：頭暈，目眩，耳鳴。病因：氣分之痰也，頭暈，目眩上逆為痰之所致。

治療以二陳湯加減。

【方藥】半夏3克，陳皮15克，天冬9克，川貝母6克，炒知母6克，紫苑9克，阿膠9克，百合15克，川芎9克，白芷9克，當歸15克，甘草2克，水煎服，二劑而癒。

（三十）高某某，女，34歲。患者妊娠4個月，患子癇證，脈象浮緩。症狀：忽然昏冒卒倒無知，手足抽搐，過時則醒，口噤，角弓反張。病因：血分之風也，孕婦血虛風邪入肝之所致，法宜補血驅風。

治療以四物湯加鉤藤、皂刺等。

【方藥】當歸15克，川芎9克，炒白芍15克，生地黃9克，鉤藤2克，皂刺2克，防風9克，茯神9克，桑寄生15克，獨活9克，柴胡6克，甘草2克，水煎服，三劑而癒。

（三十一）岳某某，女，22 歲。患者妊娠 5 個月，患膏淋證，脈象遲澀。症狀：小便點滴不通。病因：腎氣不足，不能舉胎而上。病名：轉胞。

治療以腎氣丸做湯用。

【方藥】熟地黃 6 克，生山藥 15 克，山茱萸 15 克，丹皮 9 克，雲苓 9 克，澤瀉 9 克，川牛膝 9 克，車前子 9 克，黃柏 9 克，炒知母 6 克，冬葵子 15 克，甘草 2 克，水煎服，三劑而癒。

（三十二）任某某，女，32 歲。患者妊娠 4 個月，患氣淋證，脈象沉遲。症狀：小便不通澀痛。病因：胃氣不足，不能升提其胎。

治療以補中益氣湯加減。

【方藥】黃蓍 15 克，升麻 2 克，生白朮 15 克，陳皮 15 克，柴胡 6 克，當歸身 15 克，木香 3 克，炒蒼朮 9 克，車前子 9 克，澤瀉 9 克，砂仁 6 克，甘草 2 克，水煎服，三劑而癒。

（三十三）李某某，女，40 歲。患者妊娠 6 個月，便秘，脈象弦數。症狀：大便不通。病因：血不足也，則供胎尤未能給，治宜滋生其血，血足則大便自通。

治療以四物湯加杏仁、火麻仁等。

【方藥】當歸 15 克，川芎 9 克，生白芍 15 克，熟地黃 6 克，炒杏仁 9 克，炒火麻仁 30 克，肉蓯蓉 15 克，菟絲子 15 克，炒枳殼 9 克，厚朴 9 克，元肉 15 克，甘草 2 克，水煎服，三劑而癒。

（三十四）王某某，女，34 歲。患者從未生育，初

胎難產，脈象沉結。症狀：臨盆之時已到第三天，患者仍生不下來，腰腹大痛，全身乏力，大汗淋漓，兩目圓睜，呼吸急迫，命在旦夕。病因：以氣欲行，而血未行，血阻其氣，而氣必欲迫之使行，故此大痛危急。

治療以佛手散加減。

【方藥】人參 30 克，當歸 30 克，川芎 9 克，生地黃 9 克，龜板 30 克，三棱 9 克，莪朮 9 克，炒桃仁 9 克，紅花 9 克，赤芍 6 克，炒枳實 9 克，吳茱萸 3 克，水煎服，胎即下，周身舒暢。

（三十五）姚某某，女，22 歲。患者初胎難產，脈象遲細。症狀：將產之時亦是第三天，仍生不下胎來，致使胸滿氣憋，四肢厥逆，呼吸促迫，似有性命之憂。病因：素有肺癆病，逐日咳嗽氣迫，痰涎壅盛。

治療以十全大補湯加木香、半夏等。

【方藥】黃耆 24 克，當歸 24 克，人參 9 克，焦白朮 15 克，川芎 9 克，炒白芍 9 克，生地黃 9 克，雲苓 9 克，肉桂 3 克，木香 3 克，半夏 3 克，甘草 2 克，水煎服，隨服即下，全身爽快。

（三十六）朱某某，女，25 歲。患者產後惡露不盡，脈象遲弱。症狀：生產之後身痛腰酸，惡血不盡。病因：阻滯其氣，而瘀血未去，則新血不生，故作痛也。

治療以歸芎失笑散合併生化湯加減。

【方藥】當歸 24 克，川芎 9 克，五靈脂 9 克，炒蒲黃 9 克，炒桃仁 9 克，紅花 9 克，黑薑炭 2 克，黑芥穗 2 克，茺蔚子 9 克，醋香附 9 克，製元胡 9 克，甘草 2

克,水煎服,二劑而癒。

（三十七）秦某某,女,33歲。患者產後血暈,脈象虛而無力。症狀:產後血暈,迷亂心神,眼前生花,悶絕口噤,神昏氣冷。病因:下血過多而暈者屬虛。

治療以炙甘草湯合併八珍湯加減。

【方藥】炙甘草2克,麥冬15克,阿膠9克,人參3克,焦白朮15克,雲苓9克,當歸15克,川芎9克,炒棗仁9克,煆龍骨9克,丹皮9克,遠志6克,水煎服,二劑而癒。

（三十八）宋某某,女,28歲。患者產後血暈,脈象虛微。症狀:產後血暈,心下憋悶,神昏口噤,不省人事。病因:乃惡露上搶於心,故此,心下憋悶。

治療以當歸延胡索散加減。

【方藥】當歸24克,川芎9克,生地黃9克,製元胡9克,乳香3克,沒藥3克,黑芥穗9克,黑薑炭2克,茺蔚子9克,遠志6克,菖蒲6克,炙甘草2克,水煎服,二劑而癒。

（三十九）溫某某,女,26歲。患者產後血崩,脈象浮芤。症狀:大汗淋漓,呼吸急迫,生命寅不待卯。病因:產後榮氣空虛,不能攝血歸經,乃是血脫氣散之危證。治療以參附湯合併歸脾湯,再加阿膠、熟地黃急救之。

【方藥】當歸24克,川芎9克,生地黃9克,東參30克,附子2克,黃耆15克,阿膠9克,熟地黃9克,元肉15克,焦白朮15克,木香3克,炙甘草2克,水

煎服，一劑而癒。

（四十）高某某，女，22 歲。患者產後血崩，脈象弦。症狀：眩暈，頭昏，四肢厥逆。病因：怒氣傷肝，肝氣橫決，血固不藏者，故此，產後血崩。

治療以歸脾湯合併逍遙散加減。

【方藥】焦白朮 15 克，人參 9 克，黃蓍 15 克，茯神 9 克，遠志 6 克，當歸 15 克，焦梔子 3 克，木香 3 克，柴胡 6 克，阿膠 9 克，陳棕炭 9 克，炙甘草 2 克，水煎服，一劑而癒。

（四十一）米某某，女，25 歲。患者產後口鼻黑色，脈象弦芤。症狀：面如茄色，併發鼻衄、喘息，咳逆欲死之狀。病因：敗血乾肺，乃氣逆血升之危候，總緣肺虛不能制節其下，足以下行之血，得以上干。

治療以參蘇飲主之。

【方藥】人參 9 克，紫蘇 6 克，陳皮 15 克，炒枳殼 9 克，前胡 9 克，半夏 3 克，葛根 9 克，木香 3 克，桔梗 3 克，雲苓 9 克，炒杏仁 9 克，甘草 2 克，水煎服，一劑而癒。

（四十二）尹某某，女，28 歲。患者產後心氣閉塞，脈微欲絕。症狀：舌強不語，神昏譫語，如見鬼狀。病因：敗血干心，為心陽暴脫之危候。

治療以歸芎失笑散合併牛膝散加減。

【方藥】當歸 24 克，川芎 9 克，生地黃 9 克，熟地黃 6 克，川牛膝 9 克，生棗仁 9 克，琥珀 6 克，人參 9 克，龍齒 9 克，菖蒲 6 克，沒藥 6 克，甘草 2 克，水煎

服，一劑而癒。

（四十三）呂某某，女，32 歲。患者產後呃逆腹脹，脈象沉細。症狀：胸脅疼痛，不能飲食，四肢厥逆，全身浮腫。病因：敗血干脾，失其運化。

治療以生化湯加減。

【方藥】當歸 24 克，川芎 9 克，炒桃仁 9 克，紅花 9 克，黑薑炭 2 克，黑芥穗 2 克，雲苓 9 克，豬苓 9 克，生蒲黃 9 克，丹皮 9 克，半夏 3 克，炙甘草 2 克，水煎服，一劑而癒。

（四十四）魯某某，女，24 歲。患者產後喘促，脈象虛弱。症狀：眩暈，眼黑，喘促。病因：榮血暴竭，衛氣無依，為血脫氣散之證。

治療以參附湯合併四磨湯加減。

【方藥】人參 9 克，附子 2 克，烏藥 15 克，檳榔 6 克，沉香 3 克，黃蓍 15 克，陳皮 15 克，半夏 3 克，雲苓 9 克，桔梗 3 克，當歸 15 克，甘草 2 克，水煎服，一劑而癒。

（四十五）謝某某，女，28 歲。患者產後汗出，脈象虛細。症狀：經常自汗。病因：陰虛於內，陽浮於外，故此自汗。

治療以聖癒湯加減。

【方藥】人參 9 克，附子 2 克，五味子 9 克，麥冬 15 克，龍骨 9 克，牡蠣 9 克，遠志 6 克，雲苓 9 克，黃蓍 15 克，當歸 15 克，天冬 9 克，甘草 2 克，水煎服，二劑而癒。

（四十六）孫某某，女，23 歲。患者產後大汗，脈象虛微欲絕。症狀：其汗如水之流。病因：乃無氣脫散，氣即水也，氣脫故大汗亡陽。

治療以大劑參附湯。

【方藥】人參 30 克，附子 2 克，龍骨 9 克，牡蠣 9 克，柏子仁 9 克，遠志 6 克，炒桃仁 9 克，雲苓 9 克，熟地黃 6 克，元肉 24 克，龍齒 6 克，甘草 2 克，水煎服，一劑而癒。

（四十七）崔某某，女，23 歲。患者產後，頭汗出至顏面還者，脈象虛微。症狀：眩暈頭昏，四肢厥逆。病因：乃血不得其和，氣因鬱而蒸，故頭汗，仲景謂之鬱冒。治療以小柴胡湯加減解之。

【方藥】柴胡 6 克，半夏 3 克，人參 9 克，當歸 24 克，川芎 9 克，遠志 6 克，麥冬 15 克，五味子 9 克，麻黃根 9 克，黃蓍 15 克，紫蘇 6 克，甘草 2 克，水煎服，一劑而癒。

（四十八）曹某某，女，36 歲。患者產後盜汗，脈象虛細。症狀：盜汗淋漓不止。病因：產後血虛氣弱，致使陰虛盜汗。

治療以當歸六黃湯。

【方藥】當歸 15 克，黃蓍 15 克，黃柏 9 克，黃芩 6 克，生地黃 6 克，熟地黃 6 克，麻黃根 9 克，遠志 6 克，柏子仁 9 克，東參 3 克，雲苓 9 克，炙甘草 2 克，水煎服，二劑而癒。

（四十九）宋某某，女，22 歲。患者產後發熱，脈

象浮數。症狀：眩暈昏迷，渾身發熱。病因：陰血暴傷，陽無所附，要從陰引陽，為正治之法。

治療以四物湯加炮薑等。

【方藥】當歸 24 克，川芎 9 克，熟地黃 6 克，炮薑 9 克，人參 9 克，焦白朮 15 克，陳皮 15 克，附子 2 克，遠志 6 克，五味子 9 克，雲苓 9 克，甘草 2 克，水煎服，二劑而癒。

（五十）周某某，女，24 歲。患者產後惡寒發熱，脈象弦虛。症狀：頭疼、惡寒而發熱，四肢厥逆。病因：屬外感，不當作傷寒治之。

治療以四物湯加荊芥、柴胡等。

【方藥】當歸 24 克，川芎 9 克，生地黃 9 克，荊芥 3 克，柴胡 6 克，蔥白 3 寸，陳皮 15 克，丹皮 9 克，白芷 9 克，丹參 15 克，藁本 9 克，甘草 2 克，水煎服，二劑而癒。

（五十一）李某某，女，31 歲。患者產後停食發熱，脈象虛微。症狀：噯氣，嘔吐，脹悶。病因：產後血虛，脾虛胃寒。

治療以異功散加山楂、神麴等。

【方藥】人參 9 克，焦白朮 15 克，雲苓 9 克，甘草 2 克，陳皮 15 克，山楂 9 克，神麴 9 克，厚朴 9 克，草果仁 15 克，香附 9 克，木香 3 克，甘草 2 克，水煎服，二劑而癒。

（五十二）趙某某，女，34 歲。患者產後眩暈發熱，脈象弦數。症狀：身腹等處刺痛。病因：瘀血壅滯而

眩暈發熱。

治療以加味生化湯治之。

【方藥】當歸 24 克，川芎 9 克，炒桃仁 3 克，紅花 3 克，薑炭 2 克，黑芥穗 2 克，蕘蔚子 7 克，遠志 6 克，菖蒲 6 克，丹皮 9 克，甘草 2 克，香附 9 克，水煎服，二劑而癒。

（五十三）魏某某，女，28 歲。患者產後煩躁發熱，脈象弦虛。症狀：煩躁口渴，面赤身熱。病因：出血過多，故此，煩躁發熱。

治療以當歸補血治之。

【方藥】當歸身 24 克，川芎 9 克，遠志 6 克，菖蒲 6 克，天冬 9 克，麥冬 15 克，丹皮 9 克，地骨皮 15 克，連翹 15 克，荔枝核 15 克，雲苓 9 克，甘草 2 克，水煎服，二劑而癒。

（五十四）葛某某，女，27 歲。患者產後周身發熱，脈象虛弱。症狀：周身發熱，不思飲食。病因：陰虛陽無所附，孤陽外越而周身發熱者，致以氣逆喘息危急之症。

治療以參附湯救之。

【方藥】人參 15 克，附子 2 克，當歸 15 克，川芎 9 克，黃蓍 15 克，丹皮 9 克，遠志 6 克，菖蒲 6 克，川貝母 6 克，麥冬 15 克，天冬 9 克，甘草 2 克，水煎服，二劑而癒。

（五十五）褚某某，女，38 歲。瘀血乘肺，脈象浮澀。症狀：咳逆喘促，鼻起菸煤，口鼻黑色。病因：瘀血

乘肺，壅塞氣道，肺虛氣促者。

治療以參蘇飲加減。

【方藥】人參 9 克，蘇葉 6 克，陳皮 15 克，半夏 3 克，雲苓 9 克，前胡 9 克，元參 9 克，桔梗 3 克，炒枳殼 9 克，川貝母 6 克，生地黃 9 克，甘草 2 克，水煎服，二劑而癒。

（五十六）韓某某，女，35 歲。瘀血在經絡臟腑之間，脈象遲澀。症狀：周身疼痛。病因：以其堵塞氣之往來，故滯礙而痛，所謂痛則不通也。

治療以佛手散加減。

【方藥】當歸 24 克，川芎 9 克，赤芍 6 克，生地黃 9 克，炒桃仁 9 克，紅花 9 克，續斷 15 克，秦艽 9 克，柴胡 6 克，竹茹 3 克，丹皮 9 克，甘草 2 克，水煎服，二劑而癒。

（五十七）沈某某，女，35 歲。患者髮脫不生，脈象弦虛。症狀：肩膀、胸膈頑硬刺痛難忍。病因：瘀血在上焦，故此，髮脫不生也。

治療以通竅活血湯加減。

【方藥】當歸 24 克，川芎 9 克，赤芍 6 克，炒桃仁 9 克，紅花 9 克，大薊 9 克，熟地黃 9 克，元肉 15 克，枸杞 15 克，巴戟天 15 克，遠志 6 克，菖蒲 6 克，水煎服五劑，髮全部生出，不日滿頭黑髮、童顏。

（五十八）馮某某，女，37 歲。患者腰臍刺痛，脈象沉緊。症狀：腹疼、肋痛、腰臍間刺痛。病因：瘀血在中焦，故此腰臍間滯血而刺痛也。

治療以血府逐瘀湯加減。

【方藥】當歸 24 克，川芎 9 克，生地黃 9 克，炒桃仁 9 克，紅花 9 克，赤芍 6 克，香附 9 克，薑黃 9 克，大黃 9 克，吳茱萸 3 克，木香 3 克，甘草 2 克，水煎服，二劑而癒。

（五十九）孟某某，女，42 歲。患者腹滿刺痛，脈象遲細。症狀：季脅與少腹脹滿刺痛，大便黑色。病因：瘀血在下焦，故此大便黑色。

治療以膈下逐瘀湯加減。

【方藥】當歸 24 克，川芎 9 克，生地黃 9 克，炒桃仁 9 克，紅花 9 克，醋川軍 9 克，川楝子 15 克，荔枝核 15 克，炒枳實 6 克，香附 9 克，元胡 9 克，甘草 2 克，水煎服，二劑而癒。

（六十）趙某某，女，39 歲。患者口渴不止，脈象浮數。症狀：口渴不止，眩暈耳鳴。病因：血與氣本不相離，內有瘀血，故氣不得通，不能載水津上升，故此渴名曰血渴證，瘀血去則不渴矣。

治療以四物湯加棗仁、丹皮等。

【方藥】當歸 24 克，川芎 9 克，炒白芍 9 克，生地黃 9 克，丹皮 9 克，生蒲黃 9 克，三七參 6 克，花粉 9 克，雲苓 9 克，生枳殼 9 克，甘草 2 克，生棗仁 9 克，水煎服，二劑而癒。

兒 科

1. 小兒厭食治驗

患兒劉某某，男，4 歲，初診於 1963 年 6 月 5 日。

患兒自幼溢乳，停乳後見食則吐，骨瘦如柴，面色㿠白，乏力汗出，大便稀溏，蜷臥嗜睡，愛吃指甲，多方醫治仍厭食。田老認為患兒脾虛濕阻，治以健脾燥濕；方以參苓白朮散加減。

【方藥】人參 10 克，雲苓 20 克，炒白朮 10 克，炮扁豆 30 克，陳皮 10 克，山藥 20 克，甘草 6 克，蓮子 10 克，砂仁 10 克，薏苡仁 30 克，桔梗 6 克，一劑共研極細末和入 500 克白麵中和勻蒸饃切片烤乾，每日早晨 1 片乾饃，晚飯 1 片乾饃。

患者吃完饃片後出現，納食增加，面色紅潤，大便二日一次，有精神，不吃指甲。18 歲參軍入伍，後來當了連長。

【按】田老常說：「小兒無情志病，重在健脾胃，小兒乃初生之幼芽，萬物土中生，脾為後天之本，運化之根本。參苓白朮散意在健脾燥濕，尤其要用人參最為有效，如果改用黨參則效不如人參，但用人參必須是大便稀溏，氣虛之證。再加之將藥研極細末入於白麵之中，有養脾和胃之功。」這個經驗用於許多厭食小兒非常成功。

2. 小兒腹瀉治驗

患兒張某某，男，3 歲，初診於 1989 年 10 月 4 日。患兒因扁桃體腫大，抗菌治療無效。輸液中腹瀉一日十餘次，呈綠色水樣便，治以思密達每次半包，一日二次，仍瀉不止，又服各種治療藥仍瀉不止，只好住院一月，仍瀉不止。後經西醫大夫介紹讓田老診治，先生施以下方：

【方藥】煨葛根 10 克，炒黃芩 10 克，炒黃連 10 克，甘草 2 克，一劑，水煎濃汁頻頻服之。

一劑服用二日之後，大便成形，一日一次，納食增加，半月後患兒體重增加 1 公斤。

【按】田老認為濕則濡瀉，久瀉必傷陰，所以治以苦能燥濕之黃芩、黃連，二藥不僅燥濕而且堅陰；脾主升清，清陽不升則泄瀉，選用煨葛根鼓舞胃中清陽升騰，且生津止瀉；甘草和諸藥調脾胃，共起到燥濕堅陰以治久瀉。

3. 小兒咳嗽治驗

患兒張某某，女，3 歲，初診於 1975 年 7 月 7 日。

患兒咳嗽氣喘三日，體溫 39℃，住院靜脈滴注抗菌素，仍咳喘不止，口唇青紫，家長特請田老診治，先生以小青龍湯加減治療。

【方藥】炙麻黃 5 克，桂枝 3 克，乾薑 3 克，白芍 20 克，甘草 1 克，細辛 2 克，薑半夏 10 克，五味子 10

克，生薑 3 片，大棗 3 枚，三劑水煎頻頻灌服。

患兒服第一劑後，劇烈咳嗽，吐出頑痰好幾口。服第二劑後，小兒大便黃溏。服第三劑後，小兒咳嗽停止，氣喘亦止，口唇紅潤，欲飲食。出院後田老囑其母餵服參苓白朮散。

【按】咳嗽、氣喘、高熱，為什麼用小青龍湯？田老說：「肺為嬌臟，宜清宜降，痰飲阻於肺，故咳嗽發熱。小青龍疏通水道，所以用小青龍湯外解表邪，內化水飲，故痰祛便通，肺與大腸宣暢，便可收到奇效。」

4. 小兒濕疹治驗

患兒武某，男，6 歲，初診於 1986 年 8 月 9 日。患兒下頦流黃水，黏而癢三年，尤在受熱、受風加重，內服外敷中西藥仍結痂流黃水，專程從外地來求田老診治。田老認為此症為濕熱下注，下頦屬下焦腎，選方清熱燥濕藥，黃柏 15 克、炒蒼朮 5 克，三劑水煎服。三劑服完後，患兒下頦黃水痂徹底治癒。

【按】田老說：「一定要按照中醫理論治小兒疾病，二妙散治下焦濕熱，下頦屬下焦腎，所以用上方，便可清燥下焦濕熱。」

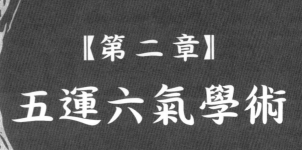

『第二章』
五運六氣學術

❀ 運用五運六氣治療經驗

1. 治腰椎結核

【方藥】乾薑片 9 克，白茯苓 15 克，焦白朮 15 克，生山藥 15 克，金狗脊 12 克，川巴戟天 15 克。

【用法】食後水煎溫服。

【療效】觀察 85 例，痊癒 74 例，好轉 5 例，無效 6 例。

【關於腰椎結核的病因】正氣虛、元氣弱、心腎不濟；水火欠交以致腎陰虛、腎陽不足；命門火衰而形成腰椎結核。

【方解】乾薑暖胃以扶命門相火，白茯苓補虛勞，多在心脾之有眚，扶正氣補元氣滋養心腎，並能滋水涵木。

焦白朮消痰、溫胃兼止吐瀉，並能滋水奪土，通調水道，疏鬱利濕除蒸，是治腰椎結核之盛藥。

生山藥腰濕能醫，金狗脊滋水奪土二藥並駕齊驅，是治腰椎結核獨特有效之良藥。

川巴戟天滋水奪土治腎陰虛、腎陽不足、補命門火衰，是治腰椎結核的特效藥。

2. 治淋症

【方藥】川萆薢 15 克，節菖蒲 6 克，台烏藥 15 克，益智仁 12 克，土茯苓 18 克，冬葵子 15 克。

【用法】早、晚水煎溫服。

【療效】觀察 92 例，痊癒 84 例，好轉 5 例，無效 3
例。

【方解】川萆薢滋水準肝以濟水火，則心腎淋症痊
癒。節菖蒲開心氣散冷，是治淋症通竅之妙藥。台烏藥疏
肝氣、解鬱滯。益智仁治小便之頻數，並能使肺氣宣通以
濟金生水、水生木、木生火，水火既濟則淋症服之藥到病
除。土茯苓理脾濕，清肺燥以致金生水，水涵木木生火，
而木火不刑金，致使金生水，水道疏通淋症自癒。冬葵子
使心腎交濟，又能治小腸濕熱蘊藏薰蒸，更能清除水道漚
穢殘滓之物。

3. 治半身不遂

【方藥】黃蓍 60 克，赤芍藥 6 克，防風 9 克，炒桃
仁 9 克，紅花 9 克，當歸 30 克。

【用法】早、晚水煎溫服。

【療效】觀察 75 例，痊癒 54 例，好轉 12 例，無效
9 例。

【半身不遂的病因】是氣與血不對稱而不能平衡，故
此，發生半身不遂矣。

【方解】黃蓍大補元氣，致使氣血均勻，而能對稱，
則半身不遂痊癒。赤芍藥破血而療腹痛，有調和氣血均勻
的功效。防風去頭風，並療風傷肝。炒桃仁、紅花二藥破
瘀生新，是治半身不遂的要藥。當歸補虛而養血，使周身
氣血勻和筋絡疏通。

4. 治腦膜炎

【方藥】犀角鎊 6 克，生地黃片 12 克，粉丹皮 9 克，杭菊花 18 克，川軍片 9 克，黃芩片 9 克。

【用法】水煎溫服。

【療效】觀察 45 例，痊癒 32 例，好轉 10 例，無效 3 例

【方解】犀角鎊解心熱。生地黃片宣血並治療腦膜炎。粉丹皮能解心君之暴火，又能除命門相火之結熱。杭菊花能明目而清頭風，是治腦膜炎上品之藥。川軍片上清心肺之結熱，中疏肝熱脾濕漚漬之穢物，下通直腸久滯結熱而推陳出新。黃芩片治諸熱，清心火、除肺熱、理脾濕熱、平肝火、利心君火。

5. 治喉痹

【方藥】沙參 30 克，元參 9 克，射干 9 克，黃柏 9 克，炒知母 6 克。

【用法】食後水煎溫服。

【療效】觀察 58 例，痊癒 45 例，好轉 7 例，無效 6 例。

【方解】沙參滋肺陰、腎陰以滋水平肝清心君之火。元參治結熱毒壅、清利咽膈。射干療咽閉，治療喉痹有特效。黃柏、炒知母二藥理脾濕，清心肺之燥熱，既能滋水平肝，又能調和心君之火與命門相火。

6. 治肺氣腫

【方藥】羌活 9 克，防風 9 克，橘皮 15 克，陳皮 12 克，白茯苓 12 克，桑白皮 15 克。

【用法】早、晚水煎溫服。

【療效】觀察 45 例，痊癒 27 例，好轉 13 例，無效 5 例。

【方解】羌活利滲濕能除痙攣腫痛。防風除風濕，專治風能滲濕，能升降，不與行水滲濕通。故此，肺氣腫的病人以燥濕理氣，氣通無濕則肺氣腫痊癒矣。

橘皮，開胃除痰治壅滯之逆氣。陳皮利氣行痰。橘皮、陳皮二藥是治肺氣腫的上品良藥。白茯苓補虛勞多在心脾肺有耆，治肺氣腫大有功效。桑白皮理肺氣利濕清燥，治肺氣腫有特效。

7. 治慢性肝炎

【方藥】柴胡 7 克，青皮 3 克，生白芍 12 克，龍膽草 9 克，菊花 30 克，梔子 7 克。

【用法】早、晚水煎溫服。

【療效】觀察 124 例，痊癒 112 例，好轉 7 例，無效 5 例。

慢性肝炎的病因是肝火盛，心火旺，脾濕，肺胃熱滯，蘊藏在內無處消散，壅滯成熱邪而成肝炎矣。

【方解】柴胡疏通上焦肝氣，青皮疏通下焦肝氣，二藥治肝炎有清其上焦之霧露、疏其中焦之漚漬汙物、通利

下焦糟粕、垢穢之物的功效。生白芍、龍膽草二藥疏肝治濕熱，利脾肺治燥濕，不論急性肝炎與慢性肝炎，服之二藥無不收到特效。梔子治心腎鼻衄最宜。

菊花明目而清頭風，肝炎的病人足厥陰肝經有餘熱，足太陰脾經有濕熱，而濕熱薰蒸則發生肝炎。服之菊花既除肝經餘熱，又除脾經之濕熱。

8. 治雷頭風

【方藥】炒蒼朮 9 克，竹葉 6 克，升麻 3 克，荷葉 9 克，菊花 15 克，木通 5 克。

【用法】水煎服。

【療效】觀察 58 例，痊癒 45 例，好轉 8 例，無效 5 例。

【方解】升麻升清降濁，主治，雷頭風。炒蒼朮治目盲，更治季節反常流行之瘟毒。竹葉療風瘡而明目，是治雷頭最有效之上品藥。荷葉清上熱，扶胃氣能治雷頭風。菊花明目而清頭風，是治雷頭風的要藥。木通有利水之作用。

9. 治遍體瘡瘍

【方藥】土茯苓 30 克，茯苓皮 18 克，蛇床子 15 克，何首烏 15 克，浙貝母 9 克，天花粉 15 克。

【用法】食後水煎溫服。

【療效】觀察 98 例，痊癒 84 例，好轉 8 例，無效 6 例。

【方解】土茯苓清君相二火利脾濕、清肺熱內滯，服之有效。茯苓皮除脾濕肺熱，血分濕熱壅盛。蛇床子治風火相搏癘溫瘡瘍，服之效奇。何首烏利脾濕、清肺熱，是治瘡瘍有效之良藥。浙貝母清心肺之熱、去皮膚之濕疹，即熱毒之瘡瘍。

10. 治腹水病

【方藥】陳皮 12 克，茯苓皮 15 克，大腹皮 9 克，生薑皮 9 克，冬瓜皮 24 克，冬葵子 15 克。

【用法】早、晚水煎溫服。

【療效】觀察 54 例，痊癒 45 例，好轉 4 例，無效 5 例。

【方解】陳皮利氣行痰是治腹水病的重要藥。茯苓皮安心神，宣通肺氣。大腹皮治水腫之泛溢。生薑皮、冬瓜皮治腹水病久治不癒，服之能收到奇效。冬葵子理脾濕、調肺氣，並治腎陰虛、腎陽不足、二便不暢；更能治肝氣調達，又治心神安寧。

11. 治眩暈耳鳴耳聾

【方藥】蔓荊子 15 克，升麻 2 克，黃柏 9 克，金石斛 30 克，菊花 15 克，蟬蛻 9 克。

【用法】早、晚水煎溫服。

【療效】觀察 87 例，痊癒 75 例，好轉 7 例，無效 5 例。

【方解】蔓荊子滋腎陰虛與腎陽不足。升麻升清降濁

治眩暈、耳鳴、耳聾。黃柏、金石斛二藥合之既治腎陰虛的眩暈又治命門火衰的耳鳴，耳聾服之效果最好。

12. 治急性黃疸性肝炎

【方藥】茵陳 60 克，青蒿 30 克，栀子 9 克，川軍 9 克，龍膽草 9 克，生地黃 9 克。

【用法】水煎服。

【療效】觀察 98 例，痊癒 84 例，好轉 7 例，無效 7 例。

【方解】茵陳主治黃疸而利水。青蒿理脾濕，宣肺氣，通調水道，瀉肝火，清少陰心君之火，致使肝經濕熱排除，黃疸性肝炎的症狀——腳浮腫，即能消下去。栀子治心腎鼻衄最宜。栀子清心君之大火，川軍除脾肺大腸之燥濕熱，二藥合之能清其上、疏其中、通利二便。龍膽草瀉肝膽之熱，生地黃宣血更醫眼瘡。生地黃通膽宣通路，急性黃疸服安寧，黃疸本性土濕熱，土敗木賊要行兇。茵陳為君行其令，青蒿除賊臣立功。栀子為佐藥瀉心肝熱，川軍為使藥瀉肺熱。膽生偶方一齊進，急性黃疸根治清。

13. 治氣管炎

【方藥】廣陳皮 15 克，半夏 3 克，白茯苓 9 克，川佛手 30 克，香元 15 克，炒枳殼 9 克。

【用法】早、晚水煎溫服。

【療效】觀察 87 例，痊癒 74 例，好轉 6 例，無效 7 例。

【方解】廣陳皮利氣行痰清肺陰之燥氣，利脾陰之濕，清燥利濕是治氣管炎特效之藥。半夏主風痰、白茯苓補虛勞（多在心）。半夏、白茯苓二藥合之應用，治療氣管炎有獨特療效。川佛手、香元理脾濕熱，兼有清肺燥、除脾濕之功，二藥治療氣管炎服之即能痊癒矣。

炒枳殼寬中下氣，既能治脾濕肺燥，又能療腎陰虛、腎陽不足。炒枳殼寬中下氣能健脾、燥濕、調氣，並使肺氣宣通，更使腎陰腎陽二者充足則上、中、下氣通暢，而使氣管炎痊癒矣。

14. 治頭疼、胃脘痛

【方藥】川芎 9 克，羌活 9 克，葛根 9 克，厚朴 9 克，草豆蔻 12 克，木香 3 克。

【用法】早、晚水煎溫服。

【療效】觀察 92 例，痊癒 81 例，好轉 5 例，無效 6 例。

【處方】川芎主治頭疼。羌活明目去痙攣腫痛，治溫癘頭疼。葛根解肌而消煩渴，能解表清裏。厚朴溫胃而去嘔、脹，治足陽明溫癘由表及裏的胃脘痛。草豆蔻調氣、通便，能治溫癘引發胃陽虛發生的胃脘痛。木香理乎氣滯，是治頭疼、胃脘痛的要藥。

15. 治風濕性心臟病

【方藥】粉甘草 2 克，白茯苓 9 克，川芎片 9 克，當歸片 24 克，遠志 6 克，節菖蒲 6 克。

【用法】早、晚水煎溫服。

【療效】觀察 87 例，痊癒 72 例，好轉 8 例，無效 7 例。

【方解】粉甘草和諸藥而解百毒。白茯苓補虛勞多在心脾有病。川芎片治經絡之痛，是治風濕性心臟病的有效藥品。當歸片補虛而養血兼安心神。遠志主治寧心之妙，節菖蒲開心氣散冷，更治耳聾。

甘草主治心臟病，茯苓能安心與神。

川芎掃除風濕攻，當歸專治心力衰。

遠志能治心氣虛，菖蒲服之早痊癒。

16. 治噎症

【方藥】熟地黃 9 克，炒山藥 15 克，山茱萸 15 克，白茯苓 12 克，川黃柏 9 克，炒知母 6 克。

【用法】早、晚水煎溫服。

【療效】觀察 58 例，痊癒 44 例，好轉 6 例，無效 8 例。

【方解】熟地黃補血而且療虛損。炒山藥是理脾、肺燥濕，滋腎水之要藥。山茱萸治頭暈遺精之藥，是治噎症上通、中疏、不達之盛藥。白茯苓療心腎以滋水火。川黃柏、炒知母既能扶命門真火又能瀉命門邪火。

17. 治瘧疾

【方藥】常山片 9 克，炒知母 6 克，大烏梅 5 個，草果仁 12 克，川厚朴 9 克，焦檳榔 6 克。

【用法】早、晚水煎溫服。

【療效】觀察 72 例，痊癒 58 例，好轉 7 例，無效 7 例。

【方藥】常山片理痰結而截瘧疾。炒知母止嗽而治痰瘧。大烏梅主便血瘧疾之用。草果仁溫胃而去嘔、脹並治痰瘧。烏梅、草果仁二藥治瘧疾，有藥到病除之功。川厚朴溫胃而去嘔、脹，檳榔豁痰而逐水。川厚朴、焦檳榔二藥清上、達下，表裏通劑服之瘧疾即早痊癒矣。

18. 治少腹疼痛

【方藥】柴胡 7 克，青皮 3 克，生白芍 12 克，川楝子 24 克，炒小茴香 9 克，吳茱萸 5 克。

【用法】早、晚水煎溫服。

【療效】觀察 99 例，痊癒 87 例，好轉 5 例，無效 7 例。

【方解】柴胡疏通上焦肝氣。青皮疏通下焦肝氣。生白芍補虛而生新血，退熱尤良，又能疏通少腹滯氣。川楝子理腎陰虛，治腎陽不足直達少腹之寒氣。炒小茴香治衝任虛寒，理少腹久滯之虛寒。吳茱萸療心腹之冷氣，上調正氣上升之和，中調肝熱脾濕中寒，下達腎陰腎陽。

19. 治腹膜炎

【方藥】炒蒼朮 9 克，川厚朴 9 克，廣陳皮 12 克，炒枳殼 9 克，川軍 9 克，東木通 5 克。

【用法】早、晚水煎溫服。

【療效】觀察 58 例，痊癒 45 例，好轉 6 例，無效 7
例。

【方解】炒蒼朮治目盲，燥脾除濕宜用。炒蒼朮能治
太陰濕土、少陽相火、太陽寒水。川厚朴溫胃而去嘔，是
治腹膜炎漚漬、污穢之物。廣陳皮利氣行痰，清除腹膜炎
之垢穢之物。寬中下氣而用炒枳殼。川軍清肺燥直達大
腸。東木通清心熱直利小腸。

20. 治肺結核

【方藥】西秦艽 9 克，炙鱉甲 9 克，當歸片 24 克，
炙紫苑 15 克，東廠參 6 克，清半夏 3 克。

【用法】早、晚水煎溫服。

【療效】觀察 84 例，痊癒 72 例，好轉 5 例，無效 7
例。

【方解】西秦艽攻風逐水又去肢節肌痛。炙鱉甲是治
肺結核之盛藥。當歸片補虛而養血兼療肺結核。炙紫苑清
心肺之虛，並治肺結核咯痰、咳血。東廠參潤肺、寧心、
健脾、和胃、治肺結核服之功效無邊。

附：六十年氣交表

甲子年

四季	月建	二十四節氣	五運				六氣				
			中運 土運太過	主運	客運	交司時刻	客氣	主氣	客主加臨	六氣	交司時刻
							司天 少陰君火				
孟春	正月丙寅	立春 雨水		太角	太宮	癸亥年大寒日寅初初刻刻起		厥陰風木	主氣厥陰風木 客氣太陽寒水	初氣	始於癸亥年大寒日寅初，終於本年春分日子初。
仲春	二月丁卯	驚蟄 春分					左間 太陰濕土	少陰君火	主氣少陰君火 客氣厥陰風木	二氣	始於春分日子正，終於小滿日戌正。
季春	三月戊辰	清明 穀雨		少徵	少商	春分後十三日寅時正一刻起					
孟夏	四月己巳	立夏 小滿					右間 厥陰風木	少陽相火	主氣少陽相火 客氣少陰君火	三氣	始於小滿日亥初，終於大暑日酉初。
仲夏	五月庚午	芒種 夏至		太宮	太羽	芒種後十日卯時初二刻起	在泉 陽明燥金	太陰濕土	主氣太陰濕土 客氣太陰濕土	四氣	始於大暑日酉正，終於秋分日未正。
季夏	六月辛未	小暑 大暑									
孟秋	七月壬申	立秋 處暑		少角	少商	處暑後七日卯時正三刻起	左間 太陽寒水	陽明燥金	主氣陽明燥金 客氣少陽相火	五氣	始於秋分日申初，終於小雪日午初。
仲秋	八月癸酉	白露 秋分									
季秋	九月甲戌	寒露 霜降					右間 少陽相火	太陽寒水	主氣太陽寒水 客氣陽明燥金	六氣	始於小雪日午正，終於大寒日辰正。
孟冬	十月乙亥	立冬 小雪		太徵	太羽	立冬後四日辰時初四刻起					
仲冬	十一月丙子	大雪 冬至									
季冬	十二月丁丑	小寒 大寒									

乙丑年

四季	月建	二十四節氣	中運	五運 主運	五運 客運	交司時刻	六氣 客氣	六氣 主氣	客主加臨	六氣	交司時刻
孟春	正月戊寅	立春・雨水	金運不及	太角	少商	甲子年大寒日巳時初初刻起	司天 太陰濕土	厥陰風木	主氣厥陰風木／客氣厥陰風木	初 氣	始於甲子年大寒日巳初，終於本年春分日卯初。
仲春	二月己卯	驚蟄・春分									
季春	三月庚辰	清明・穀雨		少徵	太羽	春分後十三日巳時正一刻起	左間 少陽相火	少陰君火	主氣少陰君火／客氣少陰君火	二 氣	始於春分日卯正，終於小滿日丑正。
孟夏	四月辛巳	立夏・小滿									
仲夏	五月壬午	芒種・夏至		太宮	少角	芒種後十日午時初正二刻起	右間 少陰君火	少陽相火	主氣少陽相火／客氣太陰濕土	三 氣	始於小滿日寅初，終於大暑日子初。
季夏	六月癸未	小暑・大暑					在泉 太陽寒水				
孟秋	七月甲申	立秋・處暑		少商	太徵	處暑後七日午時正三刻起	左間 厥陰風木	太陰濕土	主氣太陰濕土／客氣少陽相火	四 氣	始於大暑日子正，終於秋分日戌正。
仲秋	八月乙酉	白露・秋分									
季秋	九月丙戌	寒露・霜降		太羽	少宮	立冬後四日未時初四刻起	右間 陽明燥金	陽明燥金	主氣陽明燥金／客氣陽明燥金	五 氣	始於秋分日亥初，終於小雪日酉初。
孟冬	十月丁亥	立冬・小雪									
仲冬	十一月戊子	大雪・冬至						太陽寒水	主氣太陽寒水／客氣太陽寒水	六 氣	始於小雪日酉正，終於大寒日未正。
季冬	十二月己丑	小寒・大寒									

丙寅年

四季	月建	二十四節氣	中運	主運	客運	五運 亥司時刻	客氣	主氣	客主加臨	六氣 亥司時刻
孟春	正月庚寅	立春 雨水	水運太過	太角	太羽	乙丑年大寒日申時初初刻起	司天 少陽相火	厥陰風木	主氣厥陰風木 客氣少陰君火	自乙丑年大寒日申初，至本年春分日午初。
仲春	二月辛卯	驚蟄 春分					左間 陽明燥金	少陰君火	主氣少陰君火 客氣太陰濕土	自春分日午正，至小滿日辰正。
季春	三月壬辰	清明 穀雨		少徵	少角	春分後十三日申時正一刻起	右間 太陰濕土			
孟夏	四月癸巳	立夏 小滿					在泉 厥陰風木	少陽相火	主氣少陽相火 客氣少陽相火	自小滿日巳初，至大暑日卯初。
仲夏	五月甲午	芒種 夏至		太宮	太徵	芒種後十日酉時初二刻起	左間 少陰君火			
季夏	六月乙未	小暑 大暑					右間 太陽寒水	太陰濕土	主氣太陰濕土 客氣陽明燥金	自大暑日卯正，至秋分日丑正。
孟秋	七月丙申	立秋 處暑		少商	少宮	處暑後七日酉時正三刻起				
仲秋	八月丁酉	白露 秋分						陽明燥金	主氣陽明燥金 客氣太陽寒水	自秋分日寅初，至小雪日子初。
季秋	九月戊戌	寒露 霜降								
孟冬	十月己亥	立冬 小雪		太羽	太商	立冬後四日戌時初四刻起		太陽寒水	主氣太陽寒水 客氣厥陰風木	自小雪日子正，至大寒日戌正。
仲冬	十一月庚子	大雪 冬至								
季冬	十二月辛丑	小寒 大寒								

丁卯年

四季	月建	二十四節氣	中運	客運	主運	交司時刻	客氣	主氣	客主加臨	交司時刻
孟春	正月壬寅	立春	水運不及（歲會）	少角	少角	起於丙寅年大寒日亥時初刻	司天　陽明燥金	厥陰風木	初氣　主氣厥陰風木　客氣太陰濕土	自丙寅年大寒日亥初，至本年春分日酉初。
		雨水								
仲春	二月癸卯	驚蟄								
		春分		大徵	大徵	春分後十三日亥時正一刻起	左間　太陽寒水	少陰君火	二氣　主氣少陰君火　客氣少陽相火	自春分日酉正，至小滿日未正。
季春	三月甲辰	清明								
		穀雨								
孟夏	四月乙巳	立夏					右間　少陽相火	少陽相火	三氣　主氣少陽相火　客氣陽明燥金	自小滿日申初，至大暑日午初。
		小滿								
仲夏	五月丙午	芒種		少宮	少宮	芒種後十日子時初二刻起				
		夏至								
季夏	六月丁未	小暑					在泉　少陰君火	太陰濕土	四氣　主氣太陰濕土　客氣太陽寒水	自大暑日午正，至秋分日辰正。
		大暑								
孟秋	七月戊申	立秋		太商	太商	處暑後七日子時正三刻起				
		處暑								
仲秋	八月己酉	白露					左間　太陰濕土	陽明燥金	五氣　主氣陽明燥金　客氣厥陰風木	自秋分日巳初，至小雪日卯初。
		秋分								
季秋	九月庚戌	寒露								
		霜降								
孟冬	十月辛亥	立冬		少羽	少羽	立冬後四日丑時初四刻起	右間　厥陰風木	太陽寒水	六氣　主氣太陽寒水　客氣少陰君火	自小雪日卯正，至大寒日丑正。
		小雪								
仲冬	十一月壬子	大雪								
		冬至								
季冬	十二月癸丑	小寒								
		大寒								

戊辰年

四季	月建	二十四節氣	五運				六氣			
			中運	客運	主運	交司時刻	客氣	主氣	客主加臨	交司時刻
孟春	正月 甲寅	立春	火運太過	少徵	少角	丁卯年大寒日寅時初初刻起	司天 太陽寒水	厥陰風木	初氣 主氣厥陰風木 客氣少陽相火	自丁卯年大寒日寅初，至本年春分日子初。
		雨水								
仲春	二月 乙卯	驚蟄								
		春分								
季春	三月 丙辰	清明		少宮	太徵	春分後十三日寅時正一刻起	左間 厥陰風木	少陰君火	二氣 主氣少陰君火 客氣陽明燥金	自春分日子正，至小滿日戌正。
		穀雨								
孟夏	四月 丁巳	立夏								
		小滿					右間 陽明燥金			
仲夏	五月 戊午	芒種		太商	少宮	芒種後十日卯時初二刻起		少陽相火	三氣 主氣少陽相火 客氣太陽寒水	自小滿日亥初，至大暑日酉初。
		夏至								
季夏	六月 己未	小暑								
		大暑					在泉 太陰濕土			
孟秋	七月 庚申	立秋		少羽	太商	處暑後七日卯時正三刻起		太陰濕土	四氣 主氣太陰濕土 客氣厥陰風木	自大暑日酉正，至秋分日未正。
		處暑								
仲秋	八月 辛酉	白露					左間 太陰濕土			
		秋分								
季秋	九月 壬戌	寒露		太角	少羽	立冬後四日辰時初四刻起		陽明燥金	五氣 主氣陽明燥金 客氣少陰君火	自秋分日申初，至小雪日午初。
		霜降					右間 少陽相火			
孟冬	十月 癸亥	立冬								
		小雪								
仲冬	十一月 甲子	大雪					少陰君火	太陽寒水	六氣 主氣太陽寒水 客氣太陰濕土	自小雪日午正，至大寒日辰正。
		冬至								
季冬	十二月 乙丑	小寒								
		大寒								

己巳年

四季	月建	二十四節氣	中運	五運 客運	五運 主運	五運 交司時刻	六氣 客氣	六氣 主氣	六氣 客主加臨	六氣	六氣 交司時刻
孟春	正月丙寅	立春	土運不及	少宮	少角	戊辰年大寒日巳時初初刻起	司天 厥陰風木	厥陰風木	主氣厥陰風木 客氣厥陰風木	初	自戊辰年大寒日巳初，至本年春分日卯初。
		雨水									
仲春	二月丁卯	驚蟄									
		春分		太商	太徵	春分後十三日巳時正一刻起	左間 少陰君火	少陰君火	主氣少陰君火 客氣陽明燥金	二	自春分日卯正，至小滿日丑正。
季春	三月戊辰	清明									
		穀雨									
孟夏	四月己巳	立夏					右間 太陽寒水	少陽相火	主氣少陽相火 客氣太陽寒水	三	自小滿日丑初，至大暑日子初。
		小滿									
仲夏	五月庚午	芒種		少羽	少宮	芒種後十日午時初二刻起					
		夏至									
季夏	六月辛未	小暑					在泉 少陽相火	太陰濕土	主氣太陰濕土 客氣少陰君火	四	自大暑日子正，至秋分日戌正。
		大暑									
孟秋	七月壬申	立秋									
		處暑		太角	太商	處暑後七日卯時正三刻起					
仲秋	八月癸酉	白露					左間 陽明燥金	陽明燥金	主氣陽明燥金 客氣太陰濕土	五	自秋分日亥初，至小雪日酉初。
		秋分									
季秋	九月甲戌	寒露									
		霜降									
孟冬	十月乙亥	立冬		少徵	少羽	立冬後四日未時初四刻起	右間 太陰濕土	太陽寒水	主氣太陽寒水 客氣少陽相火	六	自小雪日酉正，至大寒日未正。
		小雪									
仲冬	十一月丙子	大雪									
		冬至									
季冬	十二月丁丑	小寒									
		大寒									

庚午年

四季	月建	二十四節氣	五運				六氣				
			中運	客運	主運	交司時刻	客氣	主氣	客主加臨	六氣	交司時刻
孟春	正月戊寅	立春 雨水	金運太過（同天符）	太商	少角	己巳年大寒日申時初初刻起	司天 少陰君火	厥陰風木	主氣厥陰風木 客氣太陽寒水	初 氣	自己巳年大寒日申初，至本年春分日午初。
仲春	二月己卯	驚蟄 春分						少陰君火			
季春	三月庚辰	清明 穀雨		少羽	太徵	春分後十三日申時正一刻起	左間 太陰濕土		主氣少陰君火 客氣厥陰風木	二 氣	自春分日午正，至小滿日辰正。
孟夏	四月辛巳	立夏 小滿					右間 厥陰風木	少陽相火			
仲夏	五月壬午	芒種 夏至		太角	少宮	芒種後十日酉時初二刻起			主氣少陽相火 客氣少陰君火	三 氣	自小滿日巳初，至大暑日卯初。
季夏	六月癸未	小暑 大暑					在泉 陽明燥金	太陰濕土			
孟秋	七月甲申	立秋 處暑		少徵	太商	處暑後七日酉時正三刻起			主氣太陰濕土 客氣太陰濕土	四 氣	自大暑日卯正，至秋分日丑正。
仲秋	八月乙酉	白露 秋分					左間 太陽寒水	陽明燥金			
季秋	九月丙戌	寒露 霜降							主氣陽明燥金 客氣少陽相火	五 氣	自秋分日寅初，至小雪日子初。
孟冬	十月丁亥	立冬 小雪		少宮	少羽	立冬後四日戌時初四刻起	右間 少陽相火	太陽寒水			
仲冬	十一月戊子	大雪 冬至							主氣太陽寒水 客氣陽明燥金	六 氣	自小雪日子正，至大寒日戌正。
季冬	十二月己丑	小寒 大寒									

辛未年

四季	月建	二十四節氣	中運	客運	主運	五運交司時刻	客氣	主氣	客主加臨	六氣交司時刻
孟春	正月庚寅	立春・雨水	水運不及（同歲會）	少羽	少角	庚午年大寒日亥時初初刻起	司天 太陰濕土	厥陰風木	初　主氣厥陰風木　客氣厥陰風木	自庚午年大寒日亥初，至本年春分日子初。
仲春	二月辛卯	驚蟄・春分								
季春	三月壬辰	清明・穀雨		太角	太徵	春分後十三日亥時正一刻起	左間 少陽相火	少陰君火	二　主氣少陰君火　客氣少陰君火	自春分日酉正，至小滿日未正。
孟夏	四月癸巳	立夏・小滿								
仲夏	五月甲午	芒種・夏至		少徵	少宮	芒種後十日子時初二刻起	右間 少陰君火	少陽相火	三　主氣少陽相火　客氣太陰濕土	自小滿日申初，至大暑日午初。
季夏	六月乙未	小暑・大暑								
孟秋	七月丙申	立秋・處暑		太宮	太商	處暑後七日子時正三刻起	在泉 太陽寒水	太陰濕土	四　主氣太陰濕土　客氣少陽相火	自大暑日午正，至秋分日辰正。
仲秋	八月丁酉	白露・秋分								
季秋	九月戊戌	寒露・霜降		少商	少羽	立冬後四日丑時初四刻起	左間 厥陰風木	陽明燥金	五　主氣陽明燥金　客氣陽明燥金	自秋分日巳初，至小雪日卯初。
孟冬	十月己亥	立冬・小雪								
仲冬	十一月庚子	大雪・冬至					右間 陽明燥金	太陽寒水	六　主氣太陽寒水　客氣太陽寒水	自小雪日卯正，至大寒日丑正。
季冬	十二月辛丑	小寒・大寒								

壬申年

四季	月建	二十四節氣	中運	五運 客運	五運 主運	五運 交司時刻	六氣 客氣	六氣 主氣	六氣 客主加臨	氣	六氣 交司時刻
孟春	正月 壬寅	立春 / 雨水	木運太過（同天符）	太角	太角	辛未年大寒日寅時初初刻起	司天 少陽相火	厥陰風木	主氣厥陰風木 客氣少陽相火	初 氣	自辛未年大寒日寅初，至本年春分日子初。
仲春	二月 癸卯	驚蟄 / 春分					左間 陽明燥金				
季春	三月 甲辰	清明 / 穀雨		少徵	少徵	春分後十三日寅時正一刻起	右間 太陰濕土	少陰君火	主氣少陰君火 客氣太陰濕土	二 氣	自春分日子正，至小滿日戌正。
孟夏	四月 乙巳	立夏 / 小滿									
仲夏	五月 丙午	芒種 / 夏至		太宮	太宮	芒種後十日卯時初二刻起	在泉 厥陰風木	少陽相火	主氣少陽相火 客氣少陽相火	三 氣	自小滿日亥初，至大暑日酉初。
季夏	六月 丁未	小暑 / 大暑									
孟秋	七月 戊申	立秋 / 處暑		少商	少商	處暑後七日卯時正三刻起	左間 少陰君火	太陰濕土	主氣太陰濕土 客氣陽明燥金	四 氣	自大暑日酉正，至秋分日未正。
仲秋	八月 己酉	白露 / 秋分									
季秋	九月 庚戌	寒露 / 霜降		太羽	太羽	立冬後四日辰時初四刻起	右間 太陽寒水	陽明燥金	主氣陽明燥金 客氣太陽寒水	五 氣	自秋分日申初，至小雪日午初。
孟冬	十月 辛亥	立冬 / 小雪									
仲冬	十一月 壬子	大雪 / 冬至						太陽寒水	主氣太陽寒水 客氣厥陰風木	六 氣	自小雪日午正，至大寒日辰正。
季冬	十二月 癸丑	小寒 / 大寒									

癸酉年

四季	月建	二十四節氣	中運	客運	主運	交司時刻（五運）	司天客氣	主氣	客主加臨（六氣）	交司時刻（六氣）
孟春	正月甲寅	立春	火運不及（同歲會）	少徵	太角	壬申年大寒日巳時初初刻起	司天 陽明燥金	厥陰風木	初氣 主氣厥陰風木／客氣太陰濕土	初氣 自壬申年大寒日巳初，至本年春分日卯初。
孟春	正月甲寅	雨水								
仲春	二月乙卯	驚蟄								
仲春	二月乙卯	春分		太宮	少徵	春分後十三日巳正一刻起				
季春	三月丙辰	清明					左間 太陽寒水	少陰君火	二氣 主氣少陰君火／客氣少陽相火	二氣 自春分日卯正，至小滿日丑正。
季春	三月丙辰	穀雨								
孟夏	四月丁巳	立夏								
孟夏	四月丁巳	小滿								
仲夏	五月戊午	芒種		少商	太宮	芒種後十日午時初二刻起	右間 少陽相火	少陽相火	三氣 主氣少陽相火／客氣陽明燥金	三氣 自小滿日寅初，至大暑日子初。
仲夏	五月戊午	夏至								
季夏	六月己未	小暑								
季夏	六月己未	大暑								
孟秋	七月庚申	立秋					在泉 少陰君火	太陰濕土	四氣 主氣太陰濕土／客氣太陽寒水	四氣 自大暑日子正，至秋分日戌正。
孟秋	七月庚申	處暑		太羽	少商	處暑後七日未時正三刻起				
仲秋	八月辛酉	白露								
仲秋	八月辛酉	秋分								
季秋	九月壬戌	寒露					左間 太陰濕土	陽明燥金	五氣 主氣陽明燥金／客氣厥陰風木	五氣 自秋分日亥初，至小雪日酉初。
季秋	九月壬戌	霜降								
孟冬	十月癸亥	立冬		少角	太羽	立冬後四日未時初四刻起				
孟冬	十月癸亥	小雪								
仲冬	十一月甲子	大雪					右間 厥陰風木	太陽寒水	六氣 主氣太陽寒水／客氣少陰君火	六氣 自小雪日酉正，至大寒日未正。
仲冬	十一月甲子	冬至								
季冬	十二月乙丑	小寒								
季冬	十二月乙丑	大寒								

甲戌年

四季	月建	二十四節氣	中運	主運	客運	五運交司時刻	客氣（司天在泉）	主氣	客主加臨	六氣	六氣交司時刻
孟春	正月丙寅	立春 雨水	土運太過（歲會，同天天符）	太角	太宮	癸酉年大寒日申時初初刻起	太陽寒水 司天	厥陰風木	主氣厥陰風木 客氣少陽相火	初氣	自癸酉年大寒日申初，至本年春分日午初。
仲春	二月丁卯	驚蟄 春分		少徵	少商	春分後十三日申時正一刻起					
季春	三月戊辰	清明 穀雨					厥陰風木 左間	少陰君火	主氣少陰君火 客氣陽明燥金	二氣	自春分日午正，至小滿日辰正。
孟夏	四月己巳	立夏 小滿									
仲夏	五月庚午	芒種 夏至		太宮	太羽	芒種後十日酉時初二刻起	陽明燥金 右間	少陽相火	主氣少陽相火 客氣太陽寒水	三氣	自小滿日巳初，至大暑日卯初。
季夏	六月辛未	小暑 大暑									
孟秋	七月壬申	立秋 處暑		少商	少角	處暑後七日戌時正三刻起	太陰濕土 在泉	太陰濕土	主氣太陰濕土 客氣厥陰風木	四氣	自大暑日卯正，至秋分日丑正。
仲秋	八月癸酉	白露 秋分									
季秋	九月甲戌	寒露 霜降					少陽相火 左間	陽明燥金	主氣陽明燥金 客氣少陰君火	五氣	自秋分日寅初，至小雪日子初。
孟冬	十月乙亥	立冬 小雪		太羽	太徵	立冬後四日戌時初四刻起					
仲冬	十一月丙子	大雪 冬至					少陰君火 右間	太陽寒水	主氣太陽寒水 客氣太陰濕土	六氣	自小雪日子正，至大寒日戌正。
季冬	十二月丁丑	小寒 大寒									

乙亥年

四季	月建	二十四節氣	中運	五運			六氣				
			中運不及	客運	主運	交司時刻	客氣	主氣	客主加臨		交司時刻
孟春	正月戊寅	立春　雨水	金運不及	少商	太角	甲戌年大寒日亥時初初刻起	司天　厥陰風木	厥陰風木	主氣厥陰風木　客氣陽明燥金	初　氣	自甲戌年大寒日亥初，至本年春分日酉初。
仲春	二月己卯	驚蟄　春分					左間　少陰君火				
季春	三月庚辰	清明　穀雨		太羽	太羽	春分後十三日亥時正一刻起	右間　太陽寒水	少陰君火	主氣少陰君火　客氣太陽寒水	二　氣	自春分日酉正，至小滿日未正。
孟夏	四月辛巳	立夏　小滿					在泉　太陽寒水				
仲夏	五月壬午	芒種　夏至		少角	太宮	芒種後十日子時初二刻起	少陽相火	少陽相火	主氣少陽相火　客氣厥陰風木	三　氣	自小滿日申初，至大暑日午初。
季夏	六月癸未	小暑　大暑					左間　少陽相火				
孟秋	七月甲申	立秋　處暑		太徵	少商	處暑後七日子時正三刻起	陽明燥金	太陰濕土	主氣太陰濕土　客氣少陰君火	四　氣	自大暑日午正，至秋分日辰正。
仲秋	八月乙酉	白露　秋分					左間　陽明燥金				
季秋	九月丙戌	寒露　霜降					右間　太陰濕土	陽明燥金	主氣陽明燥金　客氣太陰濕土	五　氣	自秋分日巳初，至小雪日卯初。
孟冬	十月丁亥	立冬　小雪		少宮	太羽	立冬後四日丑時初四刻起					
仲冬	十一月戊子	大雪　冬至						太陽寒水	主氣太陽寒水　客氣少陽相火	六　氣	自小雪日卯正，至大寒日丑正。
季冬	十二月己丑	小寒　大寒									

丙子年

四季	月建	二十四節氣	中運	客運	主運	交司時刻（五運）	客氣	主氣	客主加臨	交司時刻（六氣）
孟春	正月庚寅	立春 雨水	水運太過（歲會）	太羽	太角	乙亥年大寒日寅時初初刻起	司天 少陰君火	厥陰風木	初 主氣厥陰風木 客氣太陽寒水	初氣 自乙亥年大寒日寅初，至本年春分日子初。
仲春	二月辛卯	驚蟄 春分		少角	少徵	春分後十三日寅時正一刻起		少陰君火		
季春	三月壬辰	清明 穀雨					左間 太陰濕土	少陽相火	二 主氣少陰君火 客氣厥陰風木	二氣 自春分日子正，至小滿日戌正。
孟夏	四月癸巳	立夏 小滿					右間 厥陰風木	太陰濕土		
仲夏	五月甲午	芒種 夏至		太徵	太宮	芒種後十日卯時初正二刻起		陽明燥金	三 主氣少陽相火 客氣少陰君火	三氣 自小滿日亥初，至大暑日酉初。
季夏	六月乙未	小暑 大暑					在泉 陽明燥金	太陽寒水		
孟秋	七月丙申	立秋 處暑		少宮	少商	處暑後七日卯時正三刻起			四 主氣太陰濕土 客氣太陰濕土	四氣 自大暑日酉正，至秋分日未正。
仲秋	八月丁酉	白露 秋分					左間 太陽寒水			
季秋	九月戊戌	寒露 霜降					右間 少陽相火		五 主氣陽明燥金 客氣少陽相火	五氣 自秋分日申初，至小雪日午初。
孟冬	十月己亥	立冬 小雪		太商	太羽	立冬後四日辰時初四刻起				
仲冬	十一月庚子	大雪 冬至							六 主氣太陽寒水 客氣陽明燥金	六氣 自小雪日午正，至大寒日辰正。
季冬	十二月辛丑	小寒 大寒								

丁丑年

四季	月建	二十四節氣	五運 中運	五運 客運	五運 主運	五運 交司時刻	六氣 客氣	六氣 主氣	六氣 客主加臨	六氣 交司時刻
孟春	正月 壬寅	立春 雨水	水運不及	少角	少角	丙子年大寒日巳時初初刻起	司天 太陰濕土	厥陰風木	初氣 主氣厥陰風木 客氣厥陰風木	自丙子年大寒日巳初，至本年春分日卯初。
仲春	二月 癸卯	驚蟄 春分								
季春	三月 甲辰	清明 穀雨		太徵	太徵	春分後十三日巳時正一刻起	左間 少陽相火	少陰君火	二氣 主氣少陰君火 客氣少陰君火	自春分日卯正，至小滿日丑正。
孟夏	四月 乙巳	立夏 小滿								
仲夏	五月 丙午	芒種 夏至		少宮	少宮	芒種後十日午時初二刻起	右間 少陰君火	少陽相火	三氣 主氣少陽相火 客氣太陰濕土	自小滿日寅初，至大暑日子初。
季夏	六月 丁未	小暑 大暑								
孟秋	七月 戊申	立秋 處暑		太商	太商	處暑後七日午時正三刻起	在泉 太陽寒水	太陰濕土	四氣 主氣太陰濕土 客氣少陽相火	自大暑日子正，至秋分日戌正。
仲秋	八月 己酉	白露 秋分								
季秋	九月 庚戌	寒露 霜降					左間 厥陰風木	陽明燥金	五氣 主氣陽明燥金 客氣陽明燥金	自秋分日亥初，至小雪日酉初。
孟冬	十月 辛亥	立冬 小雪		少羽	少羽	立冬後四日未時初四刻起				
仲冬	十一月 壬子	大雪 冬至					右間 陽明燥金	太陽寒水	六氣 主氣太陽寒水 客氣太陽寒水	自小雪日酉正，至大寒日未正。
季冬	十二月 癸丑	小寒 大寒								

戊寅年

四季	月建	二十四節氣	中運	客運	主運	交司時刻（五運）	客氣（司天）	主氣	客主加臨	交司時刻（六氣）
孟春	正月甲寅	立春・雨水	火運太過（天符）	太徵	少角	丁丑年大寒日申時初初刻起	司天 少陽相火	厥陰風木	初氣　主氣厥陰風木　客氣少陽相火	自丁丑年大寒日申初，至本年春分日午初。
仲春	二月乙卯	驚蟄・春分								
季春	三月丙辰	清明・穀雨		少宮	太徵	春分後十三日申時正一刻起	左間 陽明燥金	少陰君火	二氣　主氣少陰君火　客氣太陰濕土	自春分日午正，至小滿日辰正。
孟夏	四月丁巳	立夏・小滿								
仲夏	五月戊午	芒種・夏至		太商	少宮	芒種後十日酉時初正三刻起	右間 太陰濕土	少陽相火	三氣　主氣少陽相火　客氣少陽相火	自小滿日巳初，至大暑日卯初。
季夏	六月己未	小暑・大暑								
孟秋	七月庚申	立秋・處暑		少角	太商	處暑後七日酉時正三刻起	在泉 厥陰風木	太陰濕土	四氣　主氣太陰濕土　客氣陽明燥金	自大暑日卯正，至秋分日丑正。
仲秋	八月辛酉	白露・秋分								
季秋	九月壬戌	寒露・霜降		太羽	少羽	立冬後四日戌時初四刻起	左間 少陰君火	陽明燥金	五氣　主氣陽明燥金　客氣太陽寒水	自秋分日寅初，至小雪日子初。
孟冬	十月癸亥	立冬・小雪								
仲冬	十一月甲子	大雪・冬至					右間 太陽寒水	太陽寒水	六氣　主氣太陽寒水　客氣厥陰風木	自小雪日子正，至大寒日戌正。
季冬	十二月乙丑	小寒・大寒								

己卯年

四季	月建	二十四節氣	中運	客運	主運	交司時刻	主氣	客氣	客主加臨	交司時刻
孟春	正月丙寅	立春 雨水	土運不及	少宮	少角	戊寅年大寒日亥時初初刻起	厥陰風木	司天 陽明燥金	初 主氣厥陰風木 客氣太陰濕土	自戊寅年大寒日亥初，至本年春分日酉初。
仲春	二月丁卯	驚蟄 春分								
季春	三月戊辰	清明 穀雨		太商	太徵		少陰君火	左間 太陽寒水	二 主氣少陰君火 客氣少陽相火	自春分日酉正，至小滿日未正。
孟夏	四月己巳	立夏 小滿				春分後十三日亥時正一刻起				
仲夏	五月庚午	芒種 夏至					少陽相火	右間 少陽相火	三 主氣少陽相火 客氣陽明燥金	自小滿日申初，至大暑日午初。
季夏	六月辛未	小暑 大暑		少羽	少宮	芒種後十日子時初二刻起				
孟秋	七月壬申	立秋 處暑					太陰濕土	在泉 少陰君火	四 主氣太陰濕土 客氣太陽寒水	自大暑日午正，至秋分日辰正。
仲秋	八月癸酉	白露 秋分		太角	太商					
季秋	九月甲戌	寒露 霜降				處暑後七日子時正三刻起	陽明燥金	左間 太陰濕土	五 主氣陽明燥金 客氣厥陰風木	自秋分日巳初，至小雪日卯初。
孟冬	十月乙亥	立冬 小雪								
仲冬	十一月丙子	大雪 冬至		少徵	少羽	立冬後四日丑時初四刻起	太陽寒水	右間 厥陰風木	六 主氣太陽寒水 客氣少陰君火	自小雪日卯正，至大寒日丑正。
季冬	十二月丁丑	小寒 大寒								

庚辰年

四季	月建	二十四節氣	中運	五運 主運	五運 客運	五運 交司時刻	六氣 客氣/司天	六氣 主氣	六氣 客主加臨	六氣 交司時刻
孟春	正月戊寅	立春 雨水	金運太過	少角	太商	己卯年大寒日寅時初初刻起	司天 太陽寒水	厥陰風木	初 主氣厥陰風木 客氣少陽相火	初 自己卯年大寒日寅初，至本年春分日子初。
仲春	二月己卯	驚蟄 春分					左間 厥陰風木			
季春	三月庚辰	清明 穀雨		太徵	少羽	春分後十三日寅時正一刻起	右間 厥陰風木	少陰君火	二 主氣少陰君火 客氣陽明燥金	二 自春分日子正，至小滿日戌正。
孟夏	四月辛巳	立夏 小滿								
仲夏	五月壬午	芒種 夏至		少宮	太角	芒種後十日卯時初二刻起	在泉 陽明燥金	少陽相火	三 主氣少陽相火 客氣太陽寒水	三 自小滿日亥初，至大暑日酉初。
季夏	六月癸未	小暑 大暑								
孟秋	七月甲申	立秋 處暑		太商	少徵	處暑後七日卯時正三刻起	太陰濕土	太陰濕土	四 主氣太陰濕土 客氣厥陰風木	四 自大暑日酉正，至秋分日未正。
仲秋	八月乙酉	白露 秋分					左間 少陽相火			
季秋	九月丙戌	寒露 霜降		少羽	太宮	立冬後四日辰時初四刻起	右間 少陰君火	陽明燥金	五 主氣陽明燥金 客氣少陰君火	五 自秋分日申初，至小雪日午初。
孟冬	十月丁亥	立冬 小雪								
仲冬	十一月戊子	大雪 冬至					少陰君火	太陽寒水	六 主氣太陽寒水 客氣太陰濕土	六 自小雪日午正，至大寒日辰正。
季冬	十二月己丑	小寒 大寒								

辛巳年

四季	月建	二十四節氣	五運 中運	五運 客運	五運 主運	五運 交司時刻	六氣 客氣	六氣 主氣	六氣 客主加臨	六氣 交司時刻
孟春	正月庚寅	立春 雨水	水運不及	少羽	少角	庚辰年大寒日巳時初初刻起	司天 厥陰風木	厥陰風木	初氣 主氣厥陰風木 客氣陽明燥金	自庚辰年大寒日寅初，至本年春分日卯初。
仲春	二月辛卯	驚蟄 春分								
季春	三月壬辰	清明 穀雨		太角	太徵	春分後十三日巳時正一刻起	左間 少陰君火	少陰君火	二氣 主氣少陰君火 客氣太陽寒水	自春分日卯正，至小滿日丑正。
孟夏	四月癸巳	立夏 小滿								
仲夏	五月甲午	芒種 夏至		少徵	少宮	芒種後十日午時初二刻起	右間 太陽寒水	少陽相火	三氣 主氣少陽相火 客氣厥陰風木	自小滿日寅初，至大暑日子初。
季夏	六月乙未	小暑 大暑								
孟秋	七月丙申	立秋 處暑		太宮	太商	處暑後七日午時正三刻起	在泉 少陽相火	太陰濕土	四氣 主氣太陰濕土 客氣少陰君火	自大暑日子正，至秋分日戌正。
仲秋	八月丁酉	白露 秋分								
季秋	九月戊戌	寒露 霜降					左間 陽明燥金	陽明燥金	五氣 主氣陽明燥金 客氣太陰濕土	自秋分日亥初，至小雪日酉初。
孟冬	十月己亥	立冬 小雪		少商	少羽	立冬後四日未時初四刻起				
仲冬	十一月庚子	大雪 冬至					右間 太陰濕土	太陽寒水	六氣 主氣太陽寒水 客氣少陽相火	自小雪日酉正，至大寒日未正。
季冬	十二月辛丑	小寒 大寒								

壬午年

四季	月建	二十四節氣	五運				六氣				
			中運	主運	客運	交司時刻	客氣	主氣	客主加臨		交司時刻
孟春	正月壬寅	立春	木運太過	太角	大角	辛巳年大寒日申時初初刻起	少陰君火　司天	厥陰風木	主氣厥陰風木　客氣太陽寒水	初　氣	自辛巳年大寒日申初，至本年春分日午初。
		雨水									
仲春	二月癸卯	驚蟄									
		春分		少徵	少徵	春分後十三日申時初正一刻起	太陰濕土　左間	少陰君火	主氣少陰君火　客氣厥陰風木	二　氣	自春分日午正，至小滿日辰正。
季春	三月甲辰	清明									
		穀雨									
孟夏	四月乙巳	立夏					厥陰風木　右間	少陽相火	主氣少陽相火　客氣少陰君火	三　氣	自小滿日巳初，至大暑日卯初。
		小滿									
仲夏	五月丙午	芒種		太宮	太宮	芒種後十日酉時初二刻起					
		夏至									
季夏	六月丁未	小暑					陽明燥金　在泉	太陰濕土	主氣太陰濕土　客氣太陰濕土	四　氣	自大暑日卯正，至秋分日丑正。
		大暑									
孟秋	七月戊申	立秋									
		處暑		少商	少商	處暑後七日戌時正三刻起	太陽寒水　左間	陽明燥金	主氣陽明燥金　客氣少陽相火	五　氣	自秋分日寅初，至小雪日子初。
仲秋	八月己酉	白露									
		秋分									
季秋	九月庚戌	寒露					少陽相火　右間	太陽寒水	主氣太陽寒水　客氣陽明燥金	六　氣	自小雪日子正，至大寒日戌正。
		霜降									
孟冬	十月辛亥	立冬		太羽	太羽	立冬後四日戌時初四刻起					
		小雪									
仲冬	十一月壬子	大雪									
		冬至									
季冬	十二月癸丑	小寒									
		大寒									

癸未年

四季	月建	二十四節氣	中運	五運 客運	五運 主運	五運 交司時刻	六氣 司天/客氣	六氣 主氣	六氣 客主加臨	六氣 交司時刻
孟春	正月甲寅	立春 雨水	火運不及	少徵	太角	壬午年大寒日亥初初刻刻起	司天 太陰濕土	厥陰風木	初 氣 主氣厥陰風木 客氣厥陰風木	自壬午年大寒日亥初，至本年春分日酉初。
仲春	二月乙卯	驚蟄 春分		太宮	少徵	春分後十三日亥時正二刻起	左間 少陽相火	少陰君火	二 氣 主氣少陰君火 客氣少陰君火	自春分日酉正，至小滿日未正。
季春	三月丙辰	清明 穀雨					右間 少陰君火	少陽相火	三 氣 主氣少陽相火 客氣太陰濕土	自小滿日申初，至大暑日午初。
孟夏	四月丁巳	立夏 小滿								
仲夏	五月戊午	芒種 夏至		少商	太宮	芒種後十日子時初二刻起	在泉 太陽寒水	太陰濕土	四 氣 主氣太陰濕土 客氣少陽相火	自大暑日午正，至秋分日辰正。
季夏	六月己未	小暑 大暑								
孟秋	七月庚申	立秋 處暑		太羽	少商	處暑後七日子時正三刻起	左間 厥陰風木	陽明燥金	五 氣 主氣陽明燥金 客氣陽明燥金	自秋分日巳初，至小雪日卯初。
仲秋	八月辛酉	白露 秋分								
季秋	九月壬戌	寒露 霜降					右間 陽明燥金	太陽寒水	六 氣 主氣太陽寒水 客氣太陽寒水	自小雪日卯正，至大寒日丑正。
孟冬	十月癸亥	立冬 小雪		少角	太羽	立冬後四日丑時初四刻起				
仲冬	十一月甲子	大雪 冬至								
季冬	十二月乙丑	小寒 大寒								

甲申年

四季	月建	二十四節氣	中運	主運	客運	交司時刻（五運）	客氣	主氣	客主加臨	交司時刻（六氣）
孟春	正月丙寅	立春	土運太過	太角	太宮	癸未年大寒日寅時初初刻起	少陽相火（司天）	厥陰風木	主氣厥陰風木 客氣少陰君火	自癸未年大寒日寅初，至本年春分日子初。
		雨水								
仲春	二月丁卯	驚蟄								
		春分					陽明燥金（左間）	少陰君火	主氣少陰君火 客氣太陰濕土	自春分日子正，至小滿日戌正。
季春	三月戊辰	清明		少徵	少商	春分後十三日寅時正一刻起				
		穀雨								
孟夏	四月己巳	立夏								
		小滿					太陰濕土（右間）	少陽相火	主氣少陽相火 客氣少陽相火	自小滿日亥初，至大暑日酉初。
仲夏	五月庚午	芒種		太宮	太羽	芒種後十日卯時初二刻起				
		夏至								
季夏	六月辛未	小暑								
		大暑					厥陰風木（在泉）	太陰濕土	主氣太陰濕土 客氣陽明燥金	自大暑日酉正，至秋分日未正。
孟秋	七月壬申	立秋								
		處暑		少商	少角	處暑後七日卯時正三刻起				
仲秋	八月癸酉	白露								
		秋分					少陰君火（左間）	陽明燥金	主氣陽明燥金 客氣太陽寒水	自秋分日申初，至小雪日午初。
季秋	九月甲戌	寒露								
		霜降								
孟冬	十月乙亥	立冬		太羽	太徵	立冬後四日辰時初四刻起				
		小雪					太陽寒水（右間）	太陽寒水	主氣太陽寒水 客氣厥陰風木	自小雪日午正，至大寒日辰正。
仲冬	十一月丙子	大雪								
		冬至								
季冬	十二月丁丑	小寒								
		大寒								

乙酉年

四季	月建	二十四節氣	中運	主運	客運	交司時刻（五運）	客氣（司天）	主氣	客主加臨	交司時刻（六氣）	六氣
孟春	正月戊寅	立春	金運不及（太乙天符、歲會）	太角	少商	甲申年大寒日巳時初初刻刻起	司天 陽明燥金	厥陰風木	主氣厥陰風木 客氣太陰濕土	自甲申年大寒日巳初，至本年春分日卯初。	初氣
		雨水									
仲春	二月己卯	驚蟄									
		春分									
季春	三月庚辰	清明		少徵	太羽	春分後十三日巳時正正一刻起	左間 太陽寒水	少陰君火	主氣少陰君火 客氣少陽相火	自春分日卯正，至小滿日丑正。	二氣
		穀雨									
孟夏	四月辛巳	立夏									
		小滿									
仲夏	五月壬午	芒種					右間 少陽相火	少陽相火	主氣少陽相火 客氣陽明燥金	自小滿日寅初，至大暑日子初。	三氣
		夏至		太宮	少角	芒種後十日午時初起					
季夏	六月癸未	小暑									
		大暑									
孟秋	七月甲申	立秋					在泉 少陰君火	太陰濕土	主氣太陰濕土 客氣太陽寒水	自大暑日子正，至秋分日戌正。	四氣
		處暑		少商	太徵	處暑後七日申時正三刻起					
仲秋	八月乙酉	白露									
		秋分									
季秋	九月丙戌	寒露					左間 太陰濕土	陽明燥金	主氣陽明燥金 客氣厥陰風木	自秋分日亥初，至小雪日酉初。	五氣
		霜降									
孟冬	十月丁亥	立冬		太羽	少宮	立冬後四日未時初四刻刻起					
		小雪									
仲冬	十一月戊子	大雪					右間 厥陰風木	太陽寒水	主氣太陽寒水 客氣少陰君火	自小雪日酉正，至大寒日未正。	六氣
		冬至									
季冬	十二月己丑	小寒									
		大寒									

丙戌年

四季	月建	二十四節氣	中運	五運 主運	五運 客運	交司時刻	六氣 客氣	六氣 主氣	六氣 客主加臨	交司時刻
孟春	正月庚寅	立春	水運太過（天符）	太角	太羽	乙酉年大寒日申時初初刻起	司天 太陽寒水	厥陰風木	初氣　主氣厥陰風木／客氣少陽相火	初氣　自乙酉年大寒日申初，至本年春分日午初。
孟春	正月庚寅	雨水								
仲春	二月辛卯	驚蟄					左間 厥陰風木			
仲春	二月辛卯	春分							二氣　主氣少陰君火／客氣陽明燥金	二氣　自春分日午正，至小滿日辰正。
季春	三月壬辰	清明		少徵	少角	春分後十三日申時正一刻起		少陰君火		
季春	三月壬辰	穀雨					右間 陽明燥金			
孟夏	四月癸巳	立夏							三氣　主氣少陽相火／客氣太陽寒水	三氣　自小滿日巳初，至大暑日卯初。
孟夏	四月癸巳	小滿								
仲夏	五月甲午	芒種		太宮	太徵	芒種後十日酉時初二刻起	在泉 太陰濕土	少陽相火		
仲夏	五月甲午	夏至							四氣　主氣太陰濕土／客氣厥陰風木	四氣　自大暑日卯正，至秋分日丑正。
季夏	六月乙未	小暑								
季夏	六月乙未	大暑						太陰濕土		
孟秋	七月丙申	立秋		少商	少宮	處暑後七日酉時正三刻起	左間 少陽相火		五氣　主氣陽明燥金／客氣少陰君火	五氣　自秋分日寅初，至小雪日子初。
孟秋	七月丙申	處暑								
仲秋	八月丁酉	白露						陽明燥金		
仲秋	八月丁酉	秋分							六氣　主氣太陽寒水／客氣太陰濕土	六氣　自小雪日子正，至大寒日戌正。
季秋	九月戊戌	寒露					右間 少陰君火			
季秋	九月戊戌	霜降								
孟冬	十月己亥	立冬		太羽	太商	立冬後四日戌時初四刻起		太陽寒水		
孟冬	十月己亥	小雪								
仲冬	十一月庚子	大雪								
仲冬	十一月庚子	冬至								
季冬	十二月辛丑	小寒								
季冬	十二月辛丑	大寒								

丁亥年

四季	月建	二十四節氣	五運 中運	五運 主運	五運 客運	五運 交司時刻	六氣 客氣	六氣 主氣	六氣 客主加臨	六氣 交司時刻
孟春	正月壬寅	立春 雨水	木運不及（天符）	少角	少角	丙戌年大寒日亥時初初刻起	司天 厥陰風木	厥陰風木	初 氣 主氣厥陰風木 客氣陽明燥金	自丙戌年大寒日亥初，至本年春分日酉初。
仲春	二月癸卯	驚蟄 春分		太徵	太徵	春分後十三日亥時正一刻起	左間 少陰君火	少陰君火	二 氣 主氣少陰君火 客氣太陽寒水	自春分日酉正，至小滿日未正。
季春	三月甲辰	清明 穀雨					右間 太陽寒水	少陽相火	三 氣 主氣少陽相火 客氣厥陰風木	自小滿日申初，至大暑日午初。
孟夏	四月乙巳	立夏 小滿					在泉 少陽相火	太陰濕土	四 氣 主氣太陰濕土 客氣少陰君火	自大暑日午正，至秋分日辰正。
仲夏	五月丙午	芒種 夏至		少宮	少宮	芒種後十日子時初二刻起	左間 陽明燥金	陽明燥金	五 氣 主氣陽明燥金 客氣太陰濕土	自秋分日巳初，至小雪日卯初。
季夏	六月丁未	小暑 大暑					右間 太陰濕土	太陽寒水	六 氣 主氣太陽寒水 客氣少陽相火	自小雪日卯正，至大寒日丑正。
孟秋	七月戊申	立秋 處暑		太商	太商	處暑後七日子時正三刻起				
仲秋	八月己酉	白露 秋分								
季秋	九月庚戌	寒露 霜降								
孟冬	十月辛亥	立冬 小雪		少羽	少羽	立冬後四日丑時初四刻起				
仲冬	十一月壬子	大雪 冬至								
季冬	十二月癸丑	小寒 大寒								

戊子年

四季	月建	二十四節氣	中運	主運	客運	交司時刻	客氣	主氣	六氣 客主加臨	六氣 交司時刻
孟春	正月甲寅	立春 雨水	火運太過（天符）	少角	太徵	丁亥年大寒日寅時初初刻起	司天 少陰君火	厥陰風木	初 主氣厥陰風木 客氣太陽寒水	初氣 自丁亥年大寒日寅初，至本年春分日子初。
仲春	二月乙卯	驚蟄 春分								
季春	三月丙辰	清明 穀雨		太徵	少宮	春分後十三日寅時正二刻起	左間 太陰濕土	少陰君火	二 主氣少陰君火 客氣厥陰風木	二氣 自春分日子正，至小滿日戌正。
孟夏	四月丁巳	立夏 小滿								
仲夏	五月戊午	芒種 夏至		少宮	太商	芒種後十日卯時初二刻起	右間 厥陰風木	少陽相火	三 主氣少陽相火 客氣少陰君火	三氣 自小滿日亥初，至大暑日酉初。
季夏	六月己未	小暑 大暑					在泉 陽明燥金			
孟秋	七月庚申	立秋 處暑		太商	少羽	處暑後七日卯時正三刻起	左間 太陽寒水	太陰濕土	四 主氣太陰濕土 客氣少陽相火	四氣 自大暑日酉正，至秋分日未正。
仲秋	八月辛酉	白露 秋分								
季秋	九月壬戌	寒露 霜降		少羽	太角	立冬後四日辰時初四刻起	右間 少陽相火	陽明燥金	五 主氣陽明燥金 客氣少陽相火	五氣 自秋分日申初，至小雪日午初。
孟冬	十月癸亥	立冬 小雪								
仲冬	十一月甲子	大雪 冬至						太陽寒水	六 主氣太陽寒水 客氣陽明燥金	六氣 自小雪日午正，至大寒日辰正。
季冬	十二月乙丑	小寒 大寒								

己丑年

四季	月建	二十四節氣	中運	五運 客運	五運 主運	五運 交司時刻	六氣 客氣	六氣 主氣	六氣 客主加臨	六氣 交司時刻
孟春	正月 丙寅	立春 雨水	金運太過	太商	少角	戊子年大寒日申時初初刻起	少陽相火（司天）	厥陰風木	初氣　主氣厥陰風木 客氣少陰君火	自戊子年大寒日巳初，至本年春分日午初。
仲春	二月 丁卯	驚蟄 春分								
季春	三月 戊辰	清明 穀雨		少羽	太徵	春分後十三日申時正一刻起	陽明燥金（左間）	少陰君火	二氣　主氣少陰君火 客氣太陰濕土	自春分日午正，至小滿日辰正。
孟夏	四月 己巳	立夏 小滿								
仲夏	五月 庚午	芒種 夏至		太角	少宮	芒種後十日酉時初二刻起	太陰濕土（右間）	少陽相火	三氣　主氣少陽相火 客氣少陽相火	自小滿日巳初，至大暑日卯初。
季夏	六月 辛未	小暑 大暑								
孟秋	七月 壬申	立秋 處暑		少徵	太商	處暑後七日酉時正三刻起	厥陰風木（在泉）	太陰濕土	四氣　主氣太陰濕土 客氣陽明燥金	自大暑日卯正，至秋分日丑正。
仲秋	八月 癸酉	白露 秋分								
季秋	九月 甲戌	寒露 霜降		太宮	少羽	立冬後四日戌時初四刻起	少陰君火（左間）	陽明燥金	五氣　主氣陽明燥金 客氣太陽寒水	自秋分日寅初，至小雪日子初。
孟冬	十月 乙亥	立冬 小雪								
仲冬	十一月 丙子	大雪 冬至					太陽寒水（右間）	太陽寒水	六氣　主氣太陽寒水 客氣厥陰風木	自小雪日子正，至大寒日戌正。
季冬	十二月 丁丑	小寒 大寒								

庚寅年

四季	月建	二十四節氣	中運	主運	客運	交司時刻	客氣	主氣	客主加臨	六氣	交司時刻
孟春	正月戊寅	立春 雨水	水運不及	少角	少羽	己丑年大寒日亥時初初刻起	司天 陽明燥金	厥陰風木	主氣厥陰風木 客氣太陰濕土	初氣	自己丑年大寒日亥初，至本年春分日酉初。
仲春	二月己卯	驚蟄 春分									
季春	三月庚辰	清明 穀雨		太角	太徵	春分後十三日亥時正一刻起	左間 太陽寒水	少陰君火	主氣少陰君火 客氣少陽相火	二氣	自春分日酉正，至小滿日未正。
孟夏	四月辛巳	立夏 小滿									
仲夏	五月壬午	芒種 夏至		少徵	少宮	芒種後十日子時初二刻起	右間 少陽相火	少陽相火	主氣少陽相火 客氣陽明燥金	三氣	自小滿日申初，至大暑日午初。
季夏	六月癸未	小暑 大暑									
孟秋	七月甲申	立秋 處暑		太宮	太商	處暑後七日子時正三刻起	在泉 少陰君火	太陰濕土	主氣太陰濕土 客氣太陽寒水	四氣	自大暑日午正，至秋分日辰正。
仲秋	八月乙酉	白露 秋分									
季秋	九月丙戌	寒露 霜降		少商	少羽	立冬後四日丑時初四刻起	左間 太陰濕土	陽明燥金	主氣陽明燥金 客氣厥陰風木	五氣	自秋分日巳初，至小雪日卯初。
孟冬	十月丁亥	立冬 小雪									
仲冬	十一月戊子	大雪 冬至					右間 厥陰風木	太陽寒水	主氣太陽寒水 客氣少陰君火	六氣	自小雪日卯正，至大寒日丑正。
季冬	十二月己丑	小寒 大寒									

辛卯年

四季	月建	二十四節氣	中運	主運	客運	交司時刻	司天/在泉	主氣	客主加臨	六氣	交司時刻
孟春	正月庚寅	立春	木運太過	太角	太角	庚寅年大寒日寅時初初刻刻起	司天 太陽寒水	厥陰風木	主氣厥陰風木 客氣少陽相火	初氣	自庚寅年大寒日寅初，至本年春分日子初。
		雨水									
仲春	二月辛卯	驚蟄					左間 厥陰風木				
		春分						少陰君火	主氣少陰君火 客氣陽明燥金	二氣	自春分日子正，至小滿日戌正。
季春	三月壬辰	清明		少徵	少徵	春分後十三日寅時正一刻起					
		穀雨									
孟夏	四月癸巳	立夏					右間 陽明燥金				
		小滿						少陽相火	主氣少陽相火 客氣太陽寒水	三氣	自小滿日亥初，至大暑日酉初。
仲夏	五月甲午	芒種		太宮	太宮	芒種後十日卯時正二刻起					
		夏至									
季夏	六月乙未	小暑					在泉 太陰濕土				
		大暑						太陰濕土	主氣太陰濕土 客氣厥陰風木	四氣	自大暑日酉正，至秋分日未正。
孟秋	七月丙申	立秋		少商	少商	處暑後七日卯時正三刻起					
		處暑									
仲秋	八月丁酉	白露					左間 少陽相火				
		秋分						陽明燥金	主氣陽明燥金 客氣少陰君火	五氣	自秋分日申初，至小雪日午初。
季秋	九月戊戌	寒露									
		霜降									
孟冬	十月己亥	立冬		太羽	太羽	立冬後四日辰時初四刻刻起	右間 少陰君火				
		小雪						太陽寒水	主氣太陽寒水 客氣太陰濕土	六氣	自小雪日午正，至大寒日辰正。
仲冬	十一月庚子	大雪									
		冬至									
季冬	十二月辛丑	小寒									
		大寒									

壬辰年

四季	月建	二十四節氣	中運	客運	主運	交司時刻	客氣	主氣	客主加臨	交司時刻
孟春	正月壬寅	立春 雨水	火運不及	少徵	太角	辛卯年大寒日巳初初刻起	司天 厥陰風木	厥陰風木	主氣厥陰風木 客氣陽明燥金	自辛卯年大寒日巳初，至本年春分日卯初。
仲春	二月癸卯	驚蟄 春分								
季春	三月甲辰	清明 穀雨		太宮	少徵	春分後十三日巳時正一刻起	左間 少陰君火	少陰君火	主氣少陰君火 客氣太陽寒水	自春分日卯正，至小滿日丑正。
孟夏	四月乙巳	立夏 小滿								
仲夏	五月丙午	芒種 夏至		少商	太宮	芒種後十日午時初二刻起	右間 太陽寒水	少陽相火	主氣少陽相火 客氣厥陰風木	自小滿日寅初，至大暑日子初。
季夏	六月丁未	小暑 大暑								
孟秋	七月戊申	立秋 處暑		太羽	少商	處暑後七日午時正三刻起	在泉 少陽相火	太陰濕土	主氣太陰濕土 客氣少陰君火	自大暑日子正，至秋分日戌正。
仲秋	八月己酉	白露 秋分								
季秋	九月庚戌	寒露 霜降					左間 陽明燥金	陽明燥金	主氣陽明燥金 客氣太陰濕土	自秋分日亥初，至小雪日酉初。
孟冬	十月辛亥	立冬 小雪		少角	太羽	立冬後四日未時初四刻起				
仲冬	十一月壬子	大雪 冬至					右間 太陰濕土	太陽寒水	主氣太陽寒水 客氣少陽相火	自小雪日酉正，至大寒日未正。
季冬	十二月癸丑	小寒 大寒								

癸巳年

四季	月建	二十四節氣	五運 中運	五運 客運	五運 主運	交司時刻	六氣 客氣	六氣 主氣	六氣 客主加臨	六氣	交司時刻
孟春	正月 甲寅	立春 雨水	土運太過					厥陰風木	主氣厥陰風木 客氣少陰君火	初 氣	自壬辰年大寒日申初，至本年春分日午初。
仲春	二月 乙卯	驚蟄 春分		太宮	太角	壬辰年大寒日申時初初刻起	司天 少陰君火				
季春	三月 丙辰	清明 穀雨					左間	少陰君火	主氣少陰君火 客氣太陰濕土	二 氣	自春分日午正，至小滿日辰正。
孟夏	四月 丁巳	立夏 小滿		少商	少徵	春分後十三日申時正一刻起	太陰濕土				
仲夏	五月 戊午	芒種 夏至					右間	少陽相火	主氣少陽相火 客氣厥陰風木	三 氣	自小滿日巳初，至大暑日卯初。
季夏	六月 己未	小暑 大暑		太羽	太宮	芒種後十日酉時初二刻起	厥陰風木				
孟秋	七月 庚申	立秋 處暑					在泉	太陰濕土	主氣太陰濕土 客氣少陽相火	四 氣	自大暑日卯正，至秋分日丑正。
仲秋	八月 辛酉	白露 秋分		少角	少商	處暑後七日酉時正三刻起	陽明燥金				
季秋	九月 壬戌	寒露 霜降					左間	陽明燥金	主氣陽明燥金 客氣太陽寒水	五 氣	自秋分日寅初，至小雪日子初。
孟冬	十月 癸亥	立冬 小雪					太陽寒水				
仲冬	十一月 甲子	大雪 冬至		太徵	太羽	立冬後四日戌時初四刻起	右間	太陽寒水	主氣太陽寒水 客氣少陽相火	六 氣	自小雪日子正，至大寒日戌正。
季冬	十二月 乙丑	小寒 大寒					少陽相火				

甲午年

四季	月建	二十四節氣	中運	客運	主運	交司時刻（五運）	客氣	主氣	客主加臨	氣	交司時刻（六氣）
孟春	正月丙寅	立春	金運不及	少商	太角	癸巳年大寒日亥時初初刻起	司天 太陰濕土	厥陰風木	主氣厥陰風木　客氣厥陰風木	初氣	自癸巳年大寒日亥初，至本年春分日酉初。
		雨水									
仲春	二月丁卯	驚蟄					左間 少陽相火				
		春分		太羽	少徵	春分後十三日亥時正一刻起		少陰君火	主氣少陰君火　客氣少陰君火	二氣	自春分日酉正，至小滿日未正。
季春	三月戊辰	清明									
		穀雨									
孟夏	四月己巳	立夏					右間 少陰君火				
		小滿									
仲夏	五月庚午	芒種		少角	太宮	芒種後十日子時初正二刻起		少陽相火	主氣少陽相火　客氣太陰濕土	三氣	自小滿日申初，至大暑日午初。
		夏至									
季夏	六月辛未	小暑					在泉 太陽寒水				
		大暑									
孟秋	七月壬申	立秋						太陰濕土	主氣太陰濕土　客氣少陽相火	四氣	自大暑日午正，至秋分日辰正。
		處暑		太徵	少商	處暑後七日子時正三刻起					
仲秋	八月癸酉	白露					左間 厥陰風木				
		秋分									
季秋	九月甲戌	寒露						陽明燥金	主氣陽明燥金　客氣陽明燥金	五氣	自秋分日巳初，至小雪日卯初。
		霜降									
孟冬	十月乙亥	立冬		少宮	太羽	立冬後四日丑時初四刻起	右間 陽明燥金				
		小雪									
仲冬	十一月丙子	大雪						太陽寒水	主氣太陽寒水　客氣太陽寒水	六氣	自小雪日卯正，至大寒日丑正。
		冬至									
季冬	十二月丁丑	小寒									
		大寒									

乙未年

四季	月建	二十四節氣	中運太過	主運	客運	交司時刻（五運）	客氣	主氣	客主加臨（六氣）	交司時刻（六氣）
孟春	正月戊寅	立春 雨水	水運太過	太角	太羽	甲午年大寒日寅時初初刻起	司天 少陽相火	厥陰風木	初　主氣厥陰風木 客氣少陰君火	初氣　自甲午年大寒日子初，至本年春分日子初。
仲春	二月己卯	驚蟄 春分								
季春	三月庚辰	清明 穀雨		少徵	少角	春分後十三日寅時正一刻起	左間 陽明燥金	少陰君火	二　主氣少陰君火 客氣太陰濕土	二氣　自春分日子正，至小滿日戌正。
孟夏	四月辛巳	立夏 小滿								
仲夏	五月壬午	芒種 夏至		太宮	太徵	芒種後十日卯時初二刻起	右間 太陰濕土	少陽相火	三　主氣少陽相火 客氣少陽相火	三氣　自小滿日亥初，至大暑日酉初。
季夏	六月癸未	小暑 大暑								
孟秋	七月甲申	立秋 處暑		少商	少宮	處暑後七日卯時正三刻起	在泉 厥陰風木	太陰濕土	四　主氣太陰濕土 客氣陽明燥金	四氣　自大暑日酉正，至秋分日未正。
仲秋	八月乙酉	白露 秋分								
季秋	九月丙戌	寒露 霜降					左間 少陰君火	陽明燥金	五　主氣陽明燥金 客氣太陽寒水	五氣　自秋分日申初，至小雪日午初。
孟冬	十月丁亥	立冬 小雪		太羽	太商	立冬後四日辰時初四刻起				
仲冬	十一月戊子	大雪 冬至					右間 太陽寒水	太陽寒水	六　主氣太陽寒水 客氣厥陰風木	六氣　自小雪日午正，至大寒日辰正。
季冬	十二月己丑	小寒 大寒								

丙申年

四季	月建	二十四節氣	中運	五運·主運	五運·客運	五運·交司時刻	客氣	主氣	六氣·主氣加臨	六氣·客主加臨	六氣	六氣·交司時刻
孟春	正月 庚寅	立春 雨水	木運不及（中運不及）	少角	少角	乙未年大寒日巳時初初刻起	司天 陽明燥金	厥陰風木	主氣 厥陰風木	客氣 太陰濕土	初 氣	自乙未年大寒日巳初，至本年春分日卯初。
仲春	二月 辛卯	驚蟄 春分										
季春	三月 壬辰	清明 穀雨		太徵	太徵	春分後十三日巳時正一刻起	左間 太陽寒水	少陰君火	主氣 少陰君火	客氣 少陽相火	二 氣	自春分日卯正，至小滿日丑正。
孟夏	四月 癸巳	立夏 小滿					右間 少陽相火					
仲夏	五月 甲午	芒種 夏至		少宮	少宮	芒種後十日午時初二刻起	在泉 少陰君火	少陽相火	主氣 少陽相火	客氣 陽明燥金	三 氣	自小滿日寅初，至大暑日子初。
季夏	六月 乙未	小暑 大暑										
孟秋	七月 丙申	立秋 處暑		太商	太商	處暑後七日午時正三刻起	左間 太陰濕土	太陰濕土	主氣 太陰濕土	客氣 太陽寒水	四 氣	自大暑日子正，至秋分日戌正。
仲秋	八月 丁酉	白露 秋分										
季秋	九月 戊戌	寒露 霜降		少羽	少羽	立冬後四日未時初四刻起	右間 厥陰風木	陽明燥金	主氣 陽明燥金	客氣 厥陰風木	五 氣	自秋分日亥初，至小雪日酉初。
孟冬	十月 己亥	立冬 小雪										
仲冬	十一月 庚子	大雪 冬至						太陽寒水	主氣 太陽寒水	客氣 少陰君火	六 氣	自小雪日酉正，至大寒日未正。
季冬	十二月 辛丑	小寒 大寒										

丁酉年

四季	月建	二十四節氣	中運	主運	客運	五運交司時刻	客氣	主氣	客主加臨	六氣	六氣交司時刻
孟春	正月壬寅	立春 雨水	木運不及	少角	少角	丙申年大寒日申時初初刻起	司天 陽明燥金	厥陰風木	主氣厥陰風木 客氣太陰濕土	初氣	自丙申年大寒日申初，至本年春分日午初。
仲春	二月癸卯	驚蟄 春分					左間 太陽寒水				
季春	三月甲辰	清明 穀雨		太徵	太徵	春分後十三日申時正一刻起	右間 少陽相火	少陰君火	主氣少陰君火 客氣少陽相火	二氣	自春分日午正，至小滿日辰正。
孟夏	四月乙巳	立夏 小滿					在泉 少陰君火				
仲夏	五月丙午	芒種 夏至		少宮	少宮		左間 太陰濕土	少陽相火	主氣少陽相火 客氣陽明燥金	三氣	自小滿日巳初，至大暑日卯初。
季夏	六月丁未	小暑 大暑				芒種後十日酉時初二刻起	右間 厥陰風木				
孟秋	七月戊申	立秋 處暑		太商	太商			太陰濕土	主氣太陰濕土 客氣太陽寒水	四氣	自大暑日卯正，至秋分日丑正。
仲秋	八月己酉	白露 秋分				處暑後七日戌時正三刻起					
季秋	九月庚戌	寒露 霜降		少羽	少羽			陽明燥金	主氣陽明燥金 客氣厥陰風木	五氣	自秋分日寅初，至小雪日子初。
孟冬	十月辛亥	立冬 小雪				立冬後四日戌時初四刻起					
仲冬	十一月壬子	大雪 冬至						太陽寒水	主氣太陽寒水 客氣少陰君火	六氣	自小雪日子正，至大寒日戌正。
季冬	十二月癸丑	小寒 大寒									

戊戌年

四季	月建	二十四節氣	中運	主運	客運	交司時刻（五運）	客氣（司天）	主氣	客主加臨	交司時刻（六氣）
孟春	正月甲寅	立春	土運不及	少角	少宮	丁酉年大寒日亥時初初刻起	司天 厥陰風木	厥陰風木	初　主氣厥陰風木　客氣陽明燥金	自丁酉年大寒日亥初，至本年春分日酉初。
		雨水								
仲春	二月乙卯	驚蟄								
		春分				春分後十三日亥時正一刻起	左間 少陰君火	少陰君火	二　主氣少陰君火　客氣太陽寒水	自春分日酉正，至小滿日未正。
季春	三月丙辰	清明		太徵	太商					
		穀雨								
孟夏	四月丁巳	立夏								
		小滿					右間 太陽寒水	少陽相火	三　主氣少陽相火　客氣厥陰風木	自小滿日申初，至大暑日午初。
仲夏	五月戊午	芒種		少宮	少羽	芒種後十日子時初二刻起				
		夏至								
季夏	六月己未	小暑								
		大暑					在泉 少陽相火	太陰濕土	四　主氣太陰濕土　客氣少陰君火	自大暑日午正，至秋分日辰正。
孟秋	七月庚申	立秋		太商	太角					
		處暑				處暑後七日丑時正三刻起				
仲秋	八月辛酉	白露								
		秋分					左間 陽明燥金	陽明燥金	五　主氣陽明燥金　客氣太陰濕土	自秋分日巳初，至小雪日卯初。
季秋	九月壬戌	寒露		少羽	少徵					
		霜降								
孟冬	十月癸亥	立冬				立冬後四日丑時初四刻起				
		小雪					右間 太陰濕土	太陽寒水	六　主氣太陽寒水　客氣少陽相火	自小雪日卯正，至大寒日丑正。
仲冬	十一月甲子	大雪								
		冬至								
季冬	十二月乙丑	小寒								
		大寒								

庚子年

四季	月建	二十四節氣	中運	主運	客運	交司時刻（五運）	客氣	主氣	客主加臨	六氣	交司時刻（六氣）
孟春	正月丙寅	立春	金運太過（同天符）	少角	太商	己亥年大寒日寅時初初刻起		厥陰風木	主氣厥陰風木／客氣太陽寒水	初氣	自己亥年大寒日寅初，至本年春分日子初。
		雨水									
仲春	二月丁卯	驚蟄					司天 少陰君火				
		春分		太徵	少羽	春分後十三日寅時正一刻起		少陰君火	主氣少陰君火／客氣厥陰風木	二氣	自春分日子正，至小滿日戌正。
季春	三月戊辰	清明									
		穀雨									
孟夏	四月己巳	立夏					左間 太陰濕土				
		小滿						少陽相火	主氣少陽相火／客氣少陰君火	三氣	自小滿日亥初，至大暑日酉初。
仲夏	五月庚午	芒種		少宮	太角	芒種後十日子時正二刻起	右間 厥陰風木				
		夏至									
季夏	六月辛未	小暑									
		大暑						太陰濕土	主氣太陰濕土／客氣太陰濕土	四氣	自大暑日酉正，至秋分日未正。
孟秋	七月壬申	立秋					在泉 陽明燥金				
		處暑		太商	少徵	處暑後七日子時正三刻起					
仲秋	八月癸酉	白露					左間 太陽寒水				
		秋分						陽明燥金	主氣陽明燥金／客氣少陽相火	五氣	自秋分日申初，至小雪日午初。
季秋	九月甲戌	寒露									
		霜降									
孟冬	十月乙亥	立冬		少羽	太宮	立冬後四日丑時初四刻起					
		小雪						太陽寒水	主氣太陽寒水／客氣陽明燥金	六氣	自小雪日午正，至大寒日辰正。
仲冬	十一月丙子	大雪									
		冬至									
季冬	十二月丁丑	小寒					右間 少陽相火				
		大寒									

庚子年

四季	月建	二十四節氣	中運	主運	客運	五運 交司時刻	主氣	客氣	客主加臨	六氣	六氣 交司時刻
孟春	正月戊寅	立春 雨水	水運不及（同歲會）	少角	少羽	己亥年大寒日巳時初初刻起	厥陰風木	太陰濕土（司天）	主氣厥陰風木／客氣厥陰風木	初氣	自己亥年大寒日巳初，至本年春分日卯初。
仲春	二月己卯	驚蟄 春分									
季春	三月庚辰	清明 穀雨		太徵	太角	春分後十三日巳時正一刻起	少陰君火	少陽相火（左間）	主氣少陰君火／客氣少陰君火	二氣	自春分日卯正，至小滿日丑正。
孟夏	四月辛巳	立夏 小滿									
仲夏	五月壬午	芒種 夏至		少宮	少徵	芒種後十日午時初正二刻起	少陽相火	少陰君火（右間）	主氣少陽相火／客氣太陰濕土	三氣	自小滿日寅初，至大暑日子初。
季夏	六月癸未	小暑 大暑									
孟秋	七月甲申	立秋 處暑		太商	太宮	處暑後七日未時正三刻起	太陰濕土	太陽寒水（在泉）	主氣太陰濕土／客氣少陽相火	四氣	自大暑日子正，至秋分日戌正。
仲秋	八月乙酉	白露 秋分									
季秋	九月丙戌	寒露 霜降					陽明燥金	厥陰風木（左間）	主氣陽明燥金／客氣陽明燥金	五氣	自秋分日亥初，至小雪日酉初。
孟冬	十月丁亥	立冬 小雪		少商	少商	立冬後四日未時初四刻起					
仲冬	十一月戊子	大雪 冬至					太陽寒水	陽明燥金（右間）	主氣太陽寒水／客氣太陽寒水	六氣	自小雪日酉正，至大寒日未正。
季冬	十二月己丑	小寒 大寒									

（五運：中運、主運、客運、交司時刻）
（六氣：主氣、客氣、客主加臨、交司時刻）

辛丑年

四季	月建	二十四節氣	中運	客運	主運	交司時刻	客氣	主氣	客主加臨	六氣	交司時刻
孟春	正月 庚寅	立春 雨水	木運太過（同天符、類歲會）	大角	太角	庚子年大寒日申時初初刻起	司天 少陽相火	厥陰風木	主氣厥陰風木 客氣少陰君火	初氣	自庚子年大寒日申初，至本年春分日午初。
仲春	二月 辛卯	驚蟄 春分									
季春	三月 壬辰	清明 穀雨					左間 陽明燥金	少陰君火	主氣少陰君火 客氣太陰濕土	二氣	自春分日午正，至小滿日辰正。
孟夏	四月 癸巳	立夏 小滿		少徵	少徵	春分後十三日申時正一刻起					
仲夏	五月 甲午	芒種 夏至					右間 太陰濕土	少陽相火	主氣少陽相火 客氣少陽相火	三氣	自小滿日巳初，至大暑日卯初。
季夏	六月 乙未	小暑 大暑		太宮	太宮	芒種後十日酉時初二刻起					
孟秋	七月 丙申	立秋 處暑					在泉 厥陰風木	太陰濕土	主氣太陰濕土 客氣陽明燥金	四氣	自大暑日卯正，至秋分日丑正。
仲秋	八月 丁酉	白露 秋分		少商	少商	處暑後七日酉時正三刻起					
季秋	九月 戊戌	寒露 霜降					左間 少陰君火	陽明燥金	主氣陽明燥金 客氣太陽寒水	五氣	自秋分日寅初，至小雪日子初。
孟冬	十月 己亥	立冬 小雪									
仲冬	十一月 庚子	大雪 冬至		太羽	太羽	立冬後四日戌時初四刻起		太陽寒水	主氣太陽寒水 客氣厥陰風木	六氣	自小雪日子正，至大寒日戌正。
季冬	十二月 辛丑	小寒 大寒					右間 太陽寒水				

壬寅年

四季	月建	二十四節氣	五運·中運不及（同歲會）	五運·客運	五運·主運	五運·交司時刻	六氣·客氣（司天）	六氣·主氣	六氣·客主加臨	六氣·交司時刻
孟春	正月 壬寅	立春	火運不及（同歲會）	少徵	太角	辛丑年大寒日亥時初初刻起	司天 陽明燥金	厥陰風木	主氣厥陰風木 客氣太陰濕土	初氣 自辛丑年大寒日亥初，至本年春分日酉初。
		雨水								
仲春	二月 癸卯	驚蟄								
		春分		太宮	少徵	春分後十三日亥時正一刻起	左間 太陽寒水	少陰君火	主氣少陰君火 客氣少陽相火	二氣 自春分日酉正，至小滿日未正。
季春	三月 甲辰	清明								
		穀雨								
孟夏	四月 乙巳	立夏								
		小滿					右間 少陽相火	少陽相火	主氣少陽相火 客氣陽明燥金	三氣 自小滿日申初，至大暑日午初。
仲夏	五月 丙午	芒種		少商	太宮	芒種後十日子時初二刻起				
		夏至								
季夏	六月 丁未	小暑								
		大暑					在泉 少陰君火	太陰濕土	主氣太陰濕土 客氣太陽寒水	四氣 自大暑日午正，至秋分日辰正。
孟秋	七月 戊申	立秋								
		處暑		太羽	少商	處暑後七日子時正三刻起				
仲秋	八月 己酉	白露								
		秋分					左間 太陰濕土	陽明燥金	主氣陽明燥金 客氣厥陰風木	五氣 自秋分日巳初，至小雪日卯初。
季秋	九月 庚戌	寒露								
		霜降								
孟冬	十月 辛亥	立冬		少角	太羽	立冬後四日丑時初四刻起				
		小雪					右間 厥陰風木	太陽寒水	主氣太陽寒水 客氣少陰君火	六氣 自小雪日卯正，至大寒日丑正。
仲冬	十一月 壬子	大雪								
		冬至								
季冬	十二月 癸丑	小寒								
		大寒								

癸卯年

四季	月建	二十四節氣	中運	五運 客運	五運 主運	五運 交司時刻	六氣 客氣	六氣 主氣	六氣 客主加臨	六氣 交司時刻
孟春	正月甲寅	立春　雨水	土運太過（歲會，同天符）	太宮	太角	壬寅年大寒日寅時初初刻起	司天　太陽寒水	厥陰風木	初　主氣厥陰風木　客氣少陽相火	氣　自壬寅年大寒日寅初，至本年春分日子初。
仲春	二月乙卯	驚蟄　春分								
季春	三月丙辰	清明　穀雨		少商	少徵	春分後十三日寅時正一刻起	左間　厥陰風木	少陰君火	二　主氣少陰君火　客氣陽明燥金	氣　自春分日子正，至小滿日戌正。
孟夏	四月丁巳	立夏　小滿								
仲夏	五月戊午	芒種　夏至		太羽	太宮	芒種後十日卯時初二刻起	在泉　陽明燥金	少陽相火	三　主氣少陽相火　客氣太陽寒水	氣　自小滿日亥初，至大暑日酉初。
季夏	六月己未	小暑　大暑								
孟秋	七月庚申	立秋　處暑		少角	少商	處暑後七日卯時正三刻起	左間　太陰濕土	太陰濕土	四　主氣太陰濕土　客氣厥陰風木	氣　自大暑日酉正，至秋分日未正。
仲秋	八月辛酉	白露　秋分								
季秋	九月壬戌	寒露　霜降					右間　少陽相火	陽明燥金	五　主氣陽明燥金　客氣少陰君火	氣　自秋分日申初，至小雪日午初。
孟冬	十月癸亥	立冬　小雪		太徵	太羽	立冬後四日辰時初四刻起				
仲冬	十一月甲子	大雪　冬至					右間　少陰君火	太陽寒水	六　主氣太陽寒水　客氣太陰濕土	氣　自小雪日午正，至大寒日辰正。
季冬	十二月乙丑	小寒　大寒								

甲辰年

四季	月建	二十四節氣	中運	五運 客運	五運 主運	五運 交司時刻	六氣 客氣（司天/在泉）	六氣 主氣	六氣 客主加臨	六氣 交司時刻	六氣
孟春	正月丙寅	立春	金運不及	少商	少角	癸卯年大寒日巳時初初刻刻起	司天 厥陰風木	厥陰風木	主氣厥陰風木 客氣陽明燥金	自癸卯年大寒日巳初，至本年春分日卯初。	初 氣
		雨水									
仲春	二月丁卯	驚蟄									
		春分					左間 少陰君火				
季春	三月戊辰	清明		太羽	太徵	春分後十三日巳時正一刻起	少陰君火	少陰君火	主氣少陰君火 客氣太陽寒水	自春分日卯正，至小滿日丑正。	二 氣
		穀雨									
孟夏	四月己巳	立夏									
		小滿					右間 太陽寒水				
仲夏	五月庚午	芒種		少角	少宮	芒種後十日午時初二刻起	太陽寒水	少陽相火	主氣少陽相火 客氣厥陰風木	自小滿日丑初，至大暑日子初。	三 氣
		夏至									
季夏	六月辛未	小暑									
		大暑					在泉 少陽相火				
孟秋	七月壬申	立秋		太徵	太商	處暑後七日午時正三刻起	少陽相火	太陰濕土	主氣太陰濕土 客氣少陰君火	自大暑日子正，至秋分日亥正。	四 氣
		處暑									
仲秋	八月癸酉	白露									
		秋分					左間 陽明燥金				
季秋	九月甲戌	寒露		少宮	少羽	立冬後四日未時初四刻起	陽明燥金	陽明燥金	主氣陽明燥金 客氣太陰濕土	自秋分日亥初，至小雪日酉初。	五 氣
		霜降									
孟冬	十月乙亥	立冬									
		小雪					右間 太陰濕土				
仲冬	十一月丙子	大雪					太陰濕土	太陽寒水	主氣太陽寒水 客氣少陽相火	自小雪日酉正，至大寒日未正。	六 氣
		冬至									
季冬	十二月丁丑	小寒									
		大寒									

乙巳年

四季	月建	二十四節氣	中運	客運	主運	交司時刻	客氣	主氣	客主加臨	六氣	交司時刻
孟春	正月戊寅	立春・雨水	水運太過	太羽	太角	甲辰年大寒日申時初初刻起	少陰君火（司天）	厥陰風木	主氣厥陰風木　客氣太陽寒水	初氣	自甲辰年大寒日申初，至本年春分日午初。
仲春	二月己卯	驚蟄・春分		少角	少徵	春分後十三日申時正一刻起	太陰濕土（左間）	少陰君火	主氣少陰君火　客氣厥陰風木	二氣	自春分日午正，至小滿日辰正。
季春	三月庚辰	清明・穀雨									
孟夏	四月辛巳	立夏・小滿					厥陰風木（右間）	少陽相火	主氣少陽相火　客氣少陰君火	三氣	自小滿日巳初，至大暑日卯初。
仲夏	五月壬午	芒種・夏至		太徵	太宮	芒種後十日酉時初二刻起					
季夏	六月癸未	小暑・大暑					陽明燥金（在泉）	太陰濕土	主氣太陰濕土　客氣少陰濕土	四氣	自大暑日卯正，至秋分日丑正。
孟秋	七月甲申	立秋・處暑		少宮	少商	處暑後七日酉時正三刻起					
仲秋	八月乙酉	白露・秋分					太陽寒水（左間）	陽明燥金	主氣陽明燥金　客氣少陽相火	五氣	自秋分日寅初，至小雪日子初。
季秋	九月丙戌	寒露・霜降									
孟冬	十月丁亥	立冬・小雪		太商	太羽	立冬後四日戌時初四刻起	少陽相火（右間）	太陽寒水	主氣太陽寒水　客氣陽明燥金	六氣	自小雪日子正，至大寒日戌正。
仲冬	十一月戊子	大雪・冬至									
季冬	十二月己丑	小寒・大寒									

丙午年

四季	月建	二十四節氣	中運	客運	主運	交司時刻	客氣	主氣	客主加臨	交司時刻
				五運				六氣		
			中運	客運	主運	交司時刻	客氣	主氣	客主加臨	交司時刻
孟春	正月庚寅	立春	木運不及	少角	少角	乙巳年大寒日亥時初初刻起	司天 太陰濕土	厥陰風木	初 主氣厥陰風木 客氣厥陰風木	自乙巳年大寒日亥初，至本年春分日酉初。
		雨水								
仲春	二月辛卯	驚蟄								
		春分		太徵	太徵	春分後十三日亥時正一刻起	左間 少陽相火	少陰君火	二 主氣少陰君火 客氣少陰君火	自春分日酉正，至小滿日未正。
季春	三月壬辰	清明								
		穀雨								
孟夏	四月癸巳	立夏					右間 少陰君火			
		小滿								
仲夏	五月甲午	芒種		少宮	少宮	芒種後十日子時初初刻起		少陽相火	三 主氣少陽相火 客氣太陰濕土	自小滿日申初，至大暑日午初。
		夏至								
季夏	六月乙未	小暑					在泉 太陽寒水			
		大暑								
孟秋	七月丙申	立秋						太陰濕土	四 主氣太陰濕土 客氣少陽相火	自大暑日午正，至秋分日辰正。
		處暑		太商	太商	處暑後七日酉時正三刻起				
仲秋	八月丁酉	白露					左間 厥陰風木			
		秋分								
季秋	九月戊戌	寒露						陽明燥金	五 主氣陽明燥金 客氣陽明燥金	自秋分日巳初，至小雪日卯初。
		霜降								
孟冬	十月己亥	立冬		少羽	少羽	立冬後四日丑時初四刻起	右間 陽明燥金			
		小雪								
仲冬	十一月庚子	大雪						太陽寒水	六 主氣太陽寒水 客氣太陽寒水	自小雪日卯正，至大寒日丑正。
		冬至								
季冬	十二月辛丑	小寒								
		大寒								

丁未年

四季	月建	二十四節氣	中運	客運	主運	交司時刻	客氣	主氣	客主加臨	六氣	交司時刻
孟春	正月壬寅	立春・雨水	火運太過（天符）	太徵	少角	丙午年年大寒日寅時初初刻起	少陽相火　司天	厥陰風木	主氣厥陰風木　客氣少陽相火	初氣	自丙午年年大寒日寅初，至本年春分日子初。
仲春	二月癸卯	驚蟄・春分					陽明燥金　左間				
季春	三月甲辰	清明・穀雨		少宮	太徵	春分後十三日寅時正一刻起	太陰濕土　右間	少陰君火	主氣少陰君火　客氣太陰濕土	二氣	自春分日子正，至小滿日戌正。
孟夏	四月乙巳	立夏・小滿									
仲夏	五月丙午	芒種・夏至		太商	少宮	芒種後十日卯時初正二刻起	太陰濕土　在泉	少陽相火	主氣少陽相火　客氣少陽相火	三氣	自小滿日亥初，至大暑日酉初。
季夏	六月丁未	小暑・大暑					厥陰風木　左間				
孟秋	七月戊申	立秋・處暑		少羽	太商	處暑後七日卯時正三刻起	少陰君火　右間	太陰濕土	主氣太陰濕土　客氣陽明燥金	四氣	自大暑日酉正，至秋分日未正。
仲秋	八月己酉	白露・秋分									
季秋	九月庚戌	寒露・霜降		太角	少羽	立冬後四日辰時初四刻起	太陽寒水　右間	陽明燥金	主氣陽明燥金　客氣太陽寒水	五氣	自秋分日申初，至小雪日午初。
孟冬	十月辛亥	立冬・小雪									
仲冬	十一月壬子	大雪・冬至						太陽寒水	主氣太陽寒水　客氣厥陰風木	六氣	自小雪日午正，至大寒日辰正。
季冬	十二月癸丑	小寒・大寒									

戊申年

四季	月建	二十四節氣	中運	主運	客運	交司時刻	客氣	主氣	客主加臨	六 氣	交司時刻
孟春	正月甲寅	立春 雨水	土運不及	少角	少宮	丁未年大寒日巳時初初刻起	司天 陽明燥金	厥陰風木	主氣厥陰風木 客氣太陰濕土	初氣	自丁未年大寒日巳初至本年春分日卯初。
仲春	二月乙卯	驚蟄 春分									
季春	三月丙辰	清明 穀雨		太徵	太商	春分後十三日巳時正正一刻起	左間 太陽寒水	少陰君火	主氣少陰君火 客氣少陽相火	二氣	自春分日卯正至小滿日丑正。
孟夏	四月丁巳	立夏 小滿									
仲夏	五月戊午	芒種 夏至					右間 少陽相火	少陽相火	主氣少陽相火 客氣陽明燥金	三氣	自小滿日寅初至大暑日子正。
季夏	六月己未	小暑 大暑		少宮	少羽	芒種後十日午時初二刻起					
孟秋	七月庚申	立秋 處暑					在泉 少陰君火	太陰濕土	主氣太陰濕土 客氣太陽寒水	四氣	自大暑日子正至秋分日戌正。
仲秋	八月辛酉	白露 秋分		太商	太角	處暑後七日午時正三刻起					
季秋	九月壬戌	寒露 霜降					左間 太陰濕土	陽明燥金	主氣陽明燥金 客氣厥陰風木	五氣	自秋分日亥初至小雪日酉正。
孟冬	十月癸亥	立冬 小雪		少羽	少徵	立冬後四日未時初四刻起					
仲冬	十一月甲子	大雪 冬至					右間 厥陰風木	太陽寒水	主氣太陽寒水 客氣少陰君火	六氣	自小雪日酉正至大寒日未正。
季冬	十二月乙丑	小寒 大寒									

庚戌年

四季	月建	二十四節氣	中運（中運太過）	五運 客運	五運 主運	五運 交司時刻	六氣 客氣	六氣 主氣	六氣 客主加臨	六氣 交司時刻
孟春	正月丙寅	立春　雨水	金運太過	太商	少角	己酉年大寒日申時初初刻起	司天　太陽寒水	厥陰風木	主氣厥陰風木　客氣少陽相火	自己酉年大寒日申初，至本年春分日午初。
仲春	二月丁卯	驚蟄　春分		少羽	太徵	春分後十三日申時正一刻起	左間　厥陰風木	少陰君火	主氣少陰君火　客氣陽明燥金	自春分日午正，至小滿日辰正。
季春	三月戊辰	清明　穀雨								
孟夏	四月己巳	立夏　小滿					右間　陽明燥金	少陽相火	主氣少陽相火　客氣太陽寒水	自小滿日巳初，至大暑日卯正。
仲夏	五月庚午	芒種　夏至		太角	少宮	芒種後十日酉時初二刻起				
季夏	六月辛未	小暑　大暑					在泉　太陰濕土	太陰濕土	主氣太陰濕土　客氣厥陰風木	自大暑日卯初，至秋分日丑正。
孟秋	七月壬申	立秋　處暑		少徵	太商	處暑後七日酉時正三刻起				
仲秋	八月癸酉	白露　秋分					左間　少陽相火	陽明燥金	主氣陽明燥金　客氣少陰君火	自秋分日寅初，至小雪日子正。
季秋	九月甲戌	寒露　霜降								
孟冬	十月乙亥	立冬　小雪		太宮	少羽	立冬後四日戌時初四刻起	右間　少陰君火	太陽寒水	主氣太陽寒水　客氣太陰濕土	自小雪日子正，至大寒日戌正。
仲冬	十一月丙子	大雪　冬至								
季冬	十二月丁丑	小寒　大寒								

庚戌年

四季	月建	二十四節氣	中運
孟春	正月 戊寅	立春　雨水	水運不及（類歲會）
仲春	二月 己卯	驚蟄　春分	
季春	三月 庚辰	清明　穀雨	
孟夏	四月 辛巳	立夏　小滿	
仲夏	五月 壬午	芒種　夏至	
季夏	六月 癸未	小暑　大暑	
孟秋	七月 甲申	立秋　處暑	
仲秋	八月 乙酉	白露　秋分	
季秋	九月 丙戌	寒露　霜降	
孟冬	十月 丁亥	立冬　小雪	
仲冬	十一月 戊子	大雪　冬至	
季冬	十二月 己丑	小寒　大寒	

五運

	客運	主運	交司時刻
初運	少羽	少角	己酉年大寒日亥時初初刻起
二運	太角	太徵	春分後十三日亥時正一刻起
三運	少徵	少宮	芒種後十日子時初二刻起
四運	太宮	太商	處暑後七日子時正三刻起
五運	少商	少羽	立冬後四日丑時初四刻起

六氣

氣	客氣	主氣	客氣主加臨	交司時刻
初氣	厥陰風木　司天	厥陰風木	主氣厥陰風木　客氣陽明燥金	自己酉年大寒日亥初，至本年春分日酉初。
二氣	少陰君火　左間	少陰君火	主氣少陰君火　客氣太陽寒水	自春分日酉正，至小滿日未正。
三氣	太陽寒水　右間	少陽相火	主氣少陽相火　客氣厥陰風木	自小滿日申初，至大暑日午初。
四氣	太陽寒水　在泉	太陰濕土	主氣太陰濕土　客氣少陰君火	自大暑日午正，至秋分日辰正。
五氣	少陽相火　左間	陽明燥金	主氣陽明燥金　客氣太陰濕土	自秋分日巳初，至小雪日卯初。
六氣	少陰君火　右間	太陽寒水	主氣太陽寒水　客氣少陽相火	自小雪日卯正，至大寒日丑正。

辛亥年

四季	月建	二十四節氣	五運 中運	五運 客運	五運 主運	交司時刻	六氣 客氣	六氣 主氣	六氣 客主加臨	交司時刻
孟春	正月庚寅	立春 / 雨水	木運太過		大角	庚戌年大寒日寅時初初刻起	司天 少陰君火	厥陰風木	初 主氣厥陰風木 客氣太陽寒水 氣	自庚戌年大寒日寅日黃初，至本年春分日子初。
仲春	二月辛卯	驚蟄 / 春分			少徵	春分後十三日寅時正一刻起	左間 太陰濕土	少陰君火	二 主氣少陰君火 客氣厥陰風木 氣	自春分日子正，至小滿日戌正。
季春	三月壬辰	清明 / 穀雨					右間 厥陰風木	少陽相火	三 主氣少陽相火 客氣少陰君火 氣	自小滿日亥初，至大暑日酉初。
孟夏	四月癸巳	立夏 / 小滿			太宮	芒種後十日卯時初二刻起	在泉 陽明燥金	太陰濕土	四 主氣太陰濕土 客氣太陰濕土 氣	自大暑日酉正，至秋分日未正。
仲夏	五月甲午	芒種 / 夏至					左間 太陽寒水	陽明燥金	五 主氣陽明燥金 客氣少陽相火 氣	自秋分日申初，至小雪日午初。
季夏	六月乙未	小暑 / 大暑			少商	處暑後七日卯時正三刻起	右間 少陽相火	太陽寒水	六 主氣太陽寒水 客氣陽明燥金 氣	自小雪日午正，至大寒日辰正。
孟秋	七月丙申	立秋 / 處暑			太羽	立冬後四日辰時初四刻起				
仲秋	八月丁酉	白露 / 秋分								
季秋	九月戊戌	寒露 / 霜降								
孟冬	十月己亥	立冬 / 小雪								
仲冬	十一月庚子	大雪 / 冬至								
季冬	十二月辛丑	小寒 / 大寒								

壬子年

四季	月建	二十四節氣	中運	客運（五運）	主運（五運）	交司時刻（五運）	客氣	主氣	客主加臨	六氣	交司時刻（六氣）
孟春	正月壬寅	立春、雨水	木運太過	太角	太角	辛亥年大寒日巳時初初刻起	少陰君火 司天	厥陰風木	主氣厥陰風木　客氣太陽寒水	初氣	自辛亥年大寒日巳初，至本年春分日卯初。
仲春	二月癸卯	驚蟄、春分									
季春	三月甲辰	清明、穀雨		少徵	少徵	春分後十三日巳時正一刻起	太陰濕土 左間	少陰君火	主氣少陰君火　客氣厥陰風木	二氣	自春分日卯正，至小滿日丑正。
孟夏	四月乙巳	立夏、小滿									
仲夏	五月丙午	芒種、夏至		太宮	太宮	芒種後十日午時初二刻起	厥陰風木 右間	少陽相火	主氣少陽相火　客氣少陰君火	三氣	自小滿日寅初，至大暑日子初。
季夏	六月丁未	小暑、大暑									
孟秋	七月戊申	立秋、處暑		少商	少商	處暑後七日未時正三刻起	陽明燥金 在泉	太陰濕土	主氣太陰濕土　客氣太陰濕土	四氣	自大暑日子正，至秋分日戌正。
仲秋	八月己酉	白露、秋分									
季秋	九月庚戌	寒露、霜降		太羽	太羽	立冬後四日未時初四刻起	太陽寒水 左間	陽明燥金	主氣陽明燥金　客氣少陽相火	五氣	自秋分日亥初，至小雪日酉初。
孟冬	十月辛亥	立冬、小雪									
仲冬	十一月壬子	大雪、冬至					少陽相火 右間	太陽寒水	主氣太陽寒水　客氣陽明燥金	六氣	自小雪日酉正，至大寒日未正。
季冬	十二月癸丑	小寒、大寒									

癸丑年

四季	月建	二十四節氣	中運	五運客運	五運主運	五運交司時刻	六氣客氣	六氣主氣	客主加臨	六氣	六氣交司時刻
孟春	正月甲寅	立春	土運太過	太宮	太角	壬子年大寒日申時初初刻起	司天 少陽相火	厥陰風木	主氣厥陰風木 客氣少陰君火	初氣	自壬子年大寒日申初，至本年春分日午初。
孟春	正月甲寅	雨水									
仲春	二月乙卯	驚蟄									
仲春	二月乙卯	春分									
季春	三月丙辰	清明		少商	少徵	春分後十三日申時正一刻起	左間 陽明燥金	少陰君火	主氣少陰君火 客氣太陰濕土	二氣	自春分日午正，至小滿日辰正。
季春	三月丙辰	穀雨									
孟夏	四月丁巳	立夏									
孟夏	四月丁巳	小滿									
仲夏	五月戊午	芒種		太羽	太宮	芒種後十日酉時初正二刻起	右間 太陰濕土	少陽相火	主氣少陽相火 客氣少陽相火	三氣	自小滿日巳初，至大暑日卯初。
仲夏	五月戊午	夏至									
季夏	六月己未	小暑									
季夏	六月己未	大暑									
孟秋	七月庚申	立秋		少角	少商	處暑後七日酉時正三刻起	在泉 厥陰風木	太陰濕土	主氣太陰濕土 客氣陽明燥金	四氣	自大暑日卯正，至秋分日丑正。
孟秋	七月庚申	處暑									
仲秋	八月辛酉	白露									
仲秋	八月辛酉	秋分									
季秋	九月壬戌	寒露		太徵	太羽	立冬後四日戌時初四刻起	左間 少陰君火	陽明燥金	主氣陽明燥金 客氣太陽寒水	五氣	自秋分日寅初，至小雪日子初。
季秋	九月壬戌	霜降									
孟冬	十月癸亥	立冬									
孟冬	十月癸亥	小雪									
仲冬	十一月甲子	大雪					右間 太陽寒水	太陽寒水	主氣太陽寒水 客氣厥陰風木	六氣	自小雪日子正，至大寒日戌正。
仲冬	十一月甲子	冬至									
季冬	十二月乙丑	小寒									
季冬	十二月乙丑	大寒									

甲寅年

四季	月建	二十四節氣	中運	主運	客運	交司時刻（五運）	客氣	主氣	客主加臨	六氣	交司時刻（六氣）
孟春	正月丙寅	立春 / 雨水	金運不及（天符）	大角	少商	癸丑年大寒日亥時初初刻起	司天 陽明燥金	厥陰風木	主氣厥陰風木 客氣太陰濕土	初 氣	自癸丑年大寒日亥初，至本年春分日酉初。
仲春	二月丁卯	驚蟄 / 春分					左間 太陽寒水	少陰君火	主氣少陰君火 客氣少陽相火	二 氣	自春分日酉正至小滿日未正。
季春	三月戊辰	清明 / 穀雨		少徵	太羽	春分後十三日亥時正一刻初起					
孟夏	四月己巳	立夏 / 小滿					右間 太陽寒水				
仲夏	五月庚午	芒種 / 夏至		太宮	少角	芒種後十日子時初二刻起	在泉 少陽相火	少陽相火	主氣少陽相火 客氣陽明燥金	三 氣	自小滿日申初，至大暑日午初。
季夏	六月辛未	小暑 / 大暑									
孟秋	七月壬申	立秋 / 處暑					少陰君火	太陰濕土	主氣太陰濕土 客氣太陽寒水	四 氣	自大暑日午正至秋分日辰正。
仲秋	八月癸酉	白露 / 秋分		少商	太徵	處暑後七日子時正三刻起	左間 太陰濕土				
季秋	九月甲戌	寒露 / 霜降						陽明燥金	主氣陽明燥金 客氣厥陰風木	五 氣	自秋分日巳初，至小雪日卯初。
孟冬	十月乙亥	立冬 / 小雪		太羽	少宮	立冬後四日丑時初四刻起	右間 太陰濕土				
仲冬	十一月丙子	大雪 / 冬至						太陽寒水	主氣太陽寒水 客氣少陰君火	六 氣	自小雪日卯正至大寒日丑正。
季冬	十二月丁丑	小寒 / 大寒					厥陰風木				

乙卯年

四季	月建	二十四節氣	中運	五運 客運	五運 主運	五運 交司時刻	六氣 客氣	六氣 主氣	六氣 客主加臨	六氣	六氣 交司時刻
孟春	正月戊寅	立春	水運太過（天符）	太羽	太角	甲寅年大寒日寅時初初刻起	司天 太陽寒水	厥陰風木	主氣厥陰風木 客氣少陽相火	初氣	自甲寅年大寒日寅初，至本年春分日子初。
		雨水					左間 厥陰風木				
仲春	二月己卯	驚蟄									
		春分		少角	少徵	春分後十三日寅時正一刻起		少陰君火	主氣少陰君火 客氣陽明燥金	二氣	自春分日子正，至小滿日戌正。
季春	三月庚辰	清明					右間 陽明燥金				
		穀雨									
孟夏	四月辛巳	立夏									
		小滿						少陽相火	主氣少陽相火 客氣太陽寒水	三氣	自小滿日亥初，至大暑日酉初。
仲夏	五月壬午	芒種		太徵	太宮	芒種後十日卯時初二刻起	在泉 太陰濕土				
		夏至									
季夏	六月癸未	小暑									
		大暑						太陰濕土	主氣太陰濕土 客氣厥陰風木	四氣	自大暑日酉正，至秋分日未正。
孟秋	七月甲申	立秋					左間 少陽相火				
		處暑									
仲秋	八月乙酉	白露		少宮	少商	處暑後七日卯時正三刻起					
		秋分						陽明燥金	主氣陽明燥金 客氣少陰君火	五氣	自秋分日申初，至小雪日午初。
季秋	九月丙戌	寒露					右間 少陰君火				
		霜降									
孟冬	十月丁亥	立冬		太商	太羽	立冬後四日辰時初四刻起					
		小雪						太陽寒水	主氣太陽寒水 客氣太陰濕土	六氣	自小雪日午正，至大寒日辰正。
仲冬	十一月戊子	大雪									
		冬至									
季冬	十二月己丑	小寒									
		大寒									

丙辰年

四季	月建	二十四節氣	中運	五運主運	五運客運	交司時刻	客氣	主氣	客主加臨	六氣	氣	交司時刻
孟春	正月 庚寅	立春 雨水	水運太過（天符）	太角	太羽	乙卯年大寒日寅時初初刻起	司天 太陽寒水	厥陰風木	主氣厥陰風木 客氣少陽相火	初	氣	自乙卯年大寒日巳初，至本年春分日子初。
仲春	二月 辛卯	驚蟄 春分		少角	少角	春分後十三日寅時正一刻起	厥陰風木 左間	少陰君火	主氣少陰君火 客氣陽明燥火	二	氣	自春分日子正，至小滿日戌正。
季春	三月 壬辰	清明 穀雨					右間					
孟夏	四月 癸巳	立夏 小滿					陽明燥金 右間	少陽相火	主氣少陽相火 客氣太陽寒水	三	氣	自小滿日亥初，至大暑日酉初。
仲夏	五月 甲午	芒種 夏至		太宮	太徵	芒種後十日卯時初二刻起	太陰濕土 在泉	太陰濕土	主氣太陰濕土 客氣厥陰風木	四	氣	自大暑日酉正，至秋分日未正。
季夏	六月 乙未	小暑 大暑					左間					
孟秋	七月 丙申	立秋 處暑					少陽相火 左間	陽明燥金	主氣陽明燥金 客氣少陰君火	五	氣	自秋分日申初，至小雪日午初。
仲秋	八月 丁酉	白露 秋分		少宮	少宮	處暑後七日卯時正三刻起	少陰君火 右間					
季秋	九月 戊戌	寒露 霜降						太陽寒水	主氣太陽寒水 客氣太陰濕土	六	氣	自小雪日午正，至大寒日辰正。
孟冬	十月 己亥	立冬 小雪		太羽	太商	立冬後四日辰時初四刻起						
仲冬	十一月 庚子	大雪 冬至										
季冬	十二月 辛丑	小寒 大寒										

丁巳年

四季	月建	二十四節氣	五運 中運	五運 客運	五運 主運	五運 交司時刻	六氣 司天・客氣	六氣 主氣	六氣 客主加臨	六氣	六氣 交司時刻
孟春	正月壬寅	立春 雨水	木運不及（天符）	少角	少角	丙辰年大寒日巳時初初刻起	司天 厥陰風木	厥陰風木	主氣厥陰風木 客氣陽明燥金	初 氣	自丙辰年大寒日巳初，至本年春分日卯初。
仲春	二月癸卯	驚蟄 春分				春分後十三日巳時正一刻起					
季春	三月甲辰	清明 穀雨		太徵	太徵		左間 少陰君火	少陰君火	主氣少陰君火 客氣太陽寒水	二 氣	自春分日卯正，至小滿日丑正。
孟夏	四月乙巳	立夏 小滿									
仲夏	五月丙午	芒種 夏至		少宮	少宮	芒種後十日午時初正二刻起	右間 大陽寒水	少陽相火	主氣少陽相火 客氣厥陰風木	三 氣	自小滿日寅初，至大暑日子初。
季夏	六月丁未	小暑 大暑									
孟秋	七月戊申	立秋 處暑		太商	太商	處暑後七日午時正三刻起	在泉 少陽相火	太陰濕土	主氣太陰濕土 客氣少陰君火	四 氣	自大暑日子正，至秋分日戌正。
仲秋	八月己酉	白露 秋分									
季秋	九月庚戌	寒露 霜降		少羽	少羽	立冬後四日未時初四刻起	左間 陽明燥金	陽明燥金	主氣陽明燥金 客氣太陰濕土	五 氣	自秋分日亥初，至小雪日酉初。
孟冬	十月辛亥	立冬 小雪									
仲冬	十一月壬子	大雪 冬至					右間 太陰濕土	太陽寒水	主氣太陽寒水 客氣少陽相火	六 氣	自小雪日酉正，至大寒日未正。
季冬	十二月癸丑	小寒 大寒									

戊午年

四季	月建	二十四節氣	中運	客運（五運）	主運（五運）	交司時刻（五運）	司天（客氣）	主氣	六氣 客主加臨	交司時刻（六氣）
孟春	正月甲寅	立春 雨水	火運太過（太乙天符、歲會）	太徵	少角	丁巳年大寒日申時初初刻刻起	少陰君火 司天	厥陰風木	初　主氣厥陰風木　客氣太陽寒水	自丁巳年大寒日申初，至本年春分日午初。
仲春	二月乙卯	驚蟄 春分					太陰濕土 左間	少陰君火	二　主氣少陰君火　客氣厥陰風木	自春分日午正，至小滿日辰正。
季春	三月丙辰	清明 穀雨					厥陰風木 右間			
孟夏	四月丁巳	立夏 小滿		少宮	太徵	春分後十三日申時正一刻起		少陽相火	三　主氣少陽相火　客氣少陰君火	自小滿日巳初，至大暑日卯初。
仲夏	五月戊午	芒種 夏至		太商	少宮	芒種後十日酉時初二刻起	太陰濕土 在泉			
季夏	六月己未	小暑 大暑					陽明燥金 在泉	太陰濕土	四　主氣太陰濕土　客氣太陰濕土	自大暑日卯正，至秋分日丑正。
孟秋	七月庚申	立秋 處暑								
仲秋	八月辛酉	白露 秋分		少羽	太商	處暑後七日酉時正三刻起	太陽寒水 左間	陽明燥金	五　主氣陽明燥金　客氣少陽相火	自秋分日寅初，至小雪日子初。
季秋	九月壬戌	寒露 霜降								
孟冬	十月癸亥	立冬 小雪					少陽相火 右間	太陽寒水	六　主氣太陽寒水　客氣陽明燥金	自小雪日子正，至大寒日戌正。
仲冬	十一月甲子	大雪 冬至		太角	少羽	立冬後四日戌時初四刻起				
季冬	十二月乙丑	小寒 大寒								

己未年

四季	月建	二十四節氣	中運	五運 客運	五運 主運	交司時刻	六氣 客氣	六氣 主氣	六氣 客主加臨	六氣	交司時刻
孟春	正月丙寅	立春 雨水	土運不及（大乙天符、歲會）	少宮	少角	戊午年大寒日亥初初刻起	太陰濕土 司天	厥陰風木	主氣厥陰風木 客氣厥陰風木	初氣	自戊午年大寒日亥初，至本年春分日酉初。
仲春	二月丁卯	驚蟄 春分									
季春	三月戊辰	清明 穀雨		太商	太徵	春分後十三日亥時正一刻起	少陽相火 左間	少陰君火	主氣少陰君火 客氣少陰君火	二氣	自春分日酉正，至小滿日未正。
孟夏	四月己巳	立夏 小滿									
仲夏	五月庚午	芒種 夏至		少羽	少宮	芒種後十日子時初二刻起	少陰君火 右間	少陽相火	主氣少陽相火 客氣太陰濕土	三氣	自小滿日申初，至大暑日午初。
季夏	六月辛未	小暑 大暑									
孟秋	七月壬申	立秋 處暑		太角	太商	處暑後七日子時正三刻起	太陽寒水 在泉	太陰濕土	主氣太陰濕土 客氣少陽相火	四氣	自大暑日午正，至秋分日辰正。
仲秋	八月癸酉	白露 秋分									
季秋	九月甲戌	寒露 霜降		少徵	少羽	立冬後四日丑時初四刻起	厥陰風木 左間	陽明燥金	主氣陽明燥金 客氣陽明燥金	五氣	自秋分日巳初，至小雪日卯初。
孟冬	十月乙亥	立冬 小雪									
仲冬	十一月丙子	大雪 冬至					陽明燥金 右間	太陽寒水	主氣太陽寒水 客氣太陽寒水	六氣	自小雪日卯正，至大寒日丑正。
季冬	十二月丁丑	小寒 大寒									

庚申年

四季	月建	二十四節氣	五運 中運	五運 主運	五運 客運	交司時刻	六氣 客氣	六氣 主氣	六氣 客主加臨	六氣 交司時刻
孟春	正月戊寅	立春 雨水	金運大過（顳歲會）	少角	太商	己未年大寒日寅時初初刻起	司天 少陽相火	厥陰風木	初 主氣厥陰風木 客氣少陰君火	初氣 自己未年大寒日寅初，至本年春分日子初。
仲春	二月己卯	驚蟄 春分					左間 陽明燥金			
季春	三月庚辰	清明 穀雨		太徵	少羽	春分後十三日寅時初一刻起	右間 太陰濕土	少陰君火	二 主氣少陰君火 客氣太陰濕土	二氣 自春分日子正，至小滿日戌正。
孟夏	四月辛巳	立夏 小滿					在泉 厥陰風木			
仲夏	五月壬午	芒種 夏至		少宮	太角	芒種後十日卯時初二刻起	左間 少陰君火	少陽相火	三 主氣少陽相火 客氣少陽相火	三氣 自小滿日亥初，至大暑日酉初。
季夏	六月癸未	小暑 大暑					右間 太陽寒水			
孟秋	七月甲申	立秋 處暑		太商	少徵	處暑後七日卯時正三刻起		太陰濕土	四 主氣太陰濕土 客氣陽明燥金	四氣 自大暑日酉正，至秋分日未正。
仲秋	八月乙酉	白露 秋分								
季秋	九月丙戌	寒露 霜降						陽明燥金	五 主氣陽明燥金 客氣太陽寒水	五氣 自秋分日申初，至小雪日午初。
孟冬	十月丁亥	立冬 小雪		少羽	太宮	立冬後四日辰時初四刻起				
仲冬	十一月戊子	大雪 冬至						太陽寒水	六 主氣太陽寒水 客氣厥陰風木	六氣 自小雪日午正，至大寒日辰正。
季冬	十二月己丑	小寒 大寒								

辛酉年

四季	月建	二十四節氣	中運	客運	主運	五運交司時刻	客氣	主氣	客主加臨	六氣	六氣交司時刻
孟春	正月庚寅	立春／雨水	水運不及	少羽	少角	庚申年大寒日巳時初初刻起	司天 陽明燥金	厥陰風木	主氣厥陰風木 客氣太陰濕土	初氣	自庚申年大寒日巳初，至本年春分日卯初。
仲春	二月辛卯	驚蟄／春分					左間 太陽寒水	少陰君火	主氣少陰君火 客氣少陽相火	二氣	自春分日卯正，至小滿日丑正。
季春	三月壬辰	清明／穀雨		太角	太徵	春分後十三日巳時正一刻起					
孟夏	四月癸巳	立夏／小滿					右間 少陽相火	少陽相火	主氣少陽相火 客氣陽明燥金	三氣	自小滿日寅初，至大暑日子初。
仲夏	五月甲午	芒種／夏至		少徵	少宮	芒種後十日午時初二刻起					
季夏	六月乙未	小暑／大暑					在泉 少陰君火	太陰濕土	主氣太陰濕土 客氣太陽寒水	四氣	自大暑日子正，至秋分日戌正。
孟秋	七月丙申	立秋／處暑		太宮	太商	處暑後七日午時正三刻起					
仲秋	八月丁酉	白露／秋分					左間 太陰濕土	陽明燥金	主氣陽明燥金 客氣厥陰風木	五氣	自秋分日亥初，至小雪日酉初。
季秋	九月戊戌	寒露／霜降									
孟冬	十月己亥	立冬／小雪		少商	少羽	立冬後四日未時初四刻起	右間 厥陰風木	太陽寒水	主氣太陽寒水 客氣少陰君火	六氣	自小雪日酉正，至大寒日未正。
仲冬	十一月庚子	大雪／冬至									
季冬	十二月辛丑	小寒／大寒									

壬戌年

四季	月建	二十四節氣	中運	五運 客運	五運 主運	五運 交司時刻	六氣 客氣	六氣 主氣	六氣 客主加臨	六氣	六氣 交司時刻
孟春	正月 寅	立春	木運太過	大角	太角	辛酉年大寒日申時初初刻起	太陽寒水（司天）	厥陰風木	主氣厥陰風木 客氣少陽相火	初氣	自辛酉年大寒日申初，至本年春分日午正。
		雨水									
仲春	二月 癸卯	驚蟄					厥陰風木（左間）				
		春分		少徵	少徵	春分後十三日申時正一刻起		少陰君火	主氣少陰君火 客氣陽明燥金	二氣	自春分日午正至小滿日辰正。
季春	三月 甲辰	清明									
		穀雨									
孟夏	四月 乙巳	立夏					陽明燥金（右間）				
		小滿						少陽相火	主氣少陽相火 客氣太陽寒水	三氣	自小滿日辰正至大暑日寅初。
仲夏	五月 丙午	芒種		太宮	太宮	芒種後十日酉時初二刻起					
		夏至									
季夏	六月 丁未	小暑					太陰濕土（在泉）				
		大暑						太陰濕土	主氣太陰濕土 客氣厥陰風木	四氣	自大暑日寅初至秋分日子初。
孟秋	七月 戊申	立秋									
		處暑		少商	少商	處暑後七日酉時正三刻起					
仲秋	八月 己酉	白露					少陽相火（左間）				
		秋分						陽明燥金	主氣陽明燥金 客氣少陰君火	五氣	自秋分日子初至小雪日戌正。
季秋	九月 庚戌	寒露									
		霜降									
孟冬	十月 辛亥	立冬		太羽	太羽	立冬後四日戌時初四刻起	少陰君火（右間）				
		小雪						太陽寒水	主氣太陽寒水 客氣太陰濕土	六氣	自小雪日戌正至大寒日戌正。
仲冬	十一月 壬子	大雪									
		冬至									
季冬	十二月 癸丑	小寒									
		大寒									

癸亥年

四季	月建	二十四節氣	中運	五運·客運	五運·主運	五運·交司時刻	六氣·司天在泉	六氣·客氣	六氣·主氣	六氣·客主加臨	六氣	六氣·交司時刻
孟春	正月甲寅	立春 雨水	火運不及（同歲會）	少徵	太角	壬戌年大寒日亥初初刻起	司天 厥陰風木	厥陰風木	厥陰風木	主氣厥陰風木 客氣陽明燥金	初 氣	自壬戌年大寒日亥初，至本年春分日酉初。
仲春	二月乙卯	驚蟄 春分					左間 少陰君火	少陰君火	少陰君火	主氣少陰君火 客氣太陽寒水	二 氣	自春分日酉正，至小滿日未正。
季春	三月丙辰	清明 穀雨		太宮	少徵	春分後十三日亥時正一刻起	右間 太陽寒水					
孟夏	四月丁巳	立夏 小滿										
仲夏	五月戊午	芒種 夏至		少商	太宮	芒種後十日子時初二刻起	在泉 少陽相火	少陽相火	少陽相火	主氣少陽相火 客氣厥陰風木	三 氣	自小滿日申初，至大暑日午初。
季夏	六月己未	小暑 大暑										
孟秋	七月庚申	立秋 處暑		太羽	少商	處暑後七日子正三刻起	左間 陽明燥金	陽明燥金	太陰濕土	主氣太陰濕土 客氣少陰君火	四 氣	自大暑日午正，至秋分日巳正。
仲秋	八月辛酉	白露 秋分										
季秋	九月壬戌	寒露 霜降		少角	太羽	立冬後四日丑初四刻起	右間 太陰濕土	太陰濕土	陽明燥金	主氣陽明燥金 客氣太陰濕土	五 氣	自秋分日巳初，至小雪日卯正。
孟冬	十月癸亥	立冬 小雪										
仲冬	十一月甲子	大雪 冬至							太陽寒水	主氣太陽寒水 客氣少陽相火	六 氣	自小雪日卯正，至大寒日丑正。
季冬	十二月乙丑	小寒 大寒										

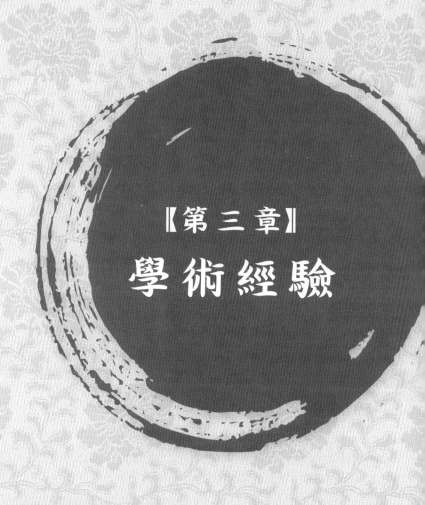

『第三章』

學術經驗

❀ 神志病從胃論治

人之神，是五臟六腑功能活動的表現。胃為水穀氣血之海，五臟六腑精氣的源泉。因此，胃與神就有著極其密切的關係。田老的胃神思想認識如下。

1. 胃與神的生理

（一）胃與五神志的關係

《素問·宣明五氣論篇》說：「心藏神，肺藏魄，肝藏魂，脾藏意，腎藏志。」其內容是指神、魂、魄、意、志等精神活動分別由五臟所主而表現於外。任何事物的運動變化是以一定物質作為基礎的，而五神志的活動是以氣血作為物質基礎的。

（二）胃與心神的關係

《素問·平人氣象論》說：「胃之大絡，名曰虛裏，貫鬲絡肺，出於左乳下，其動應手，脈宗氣也。」虛裏即心尖搏動處。《素問·平人氣象論》中的這段文字說明胃絡通於心，心得以從胃獲取營養，發揮其主血、主神志的功能。

從此可知，心神的活動是一刻也離不開胃所化生之血的供養。正如張元素所說：「胃者人之根本。」但胃土必須借助心君之火的溫煦才能將水穀化為氣、血。心與胃以絡相通，以血為用，心主神，血為根，胃為本。心與胃構成一個有機的、密切的聯繫。

2. 胃與神的病理

正因為胃與神在生理上密切聯繫，病理上也往往胃病及神。

（一）胃熱神昏

《素問·厥論篇》中指出：「陽明之厥，則癲疾欲走呼，腹滿不得臥，面赤而熱，妄見而妄言。」所謂厥是指陰陽氣血逆亂的症候。為什麼陽明經氣血逆亂會見到癲狂而欲奔走呼及神識混亂、妄見而妄言呢？這是因為陽明乃氣血化生之源，亦即神之物質源泉。陽明胃熱內結，腑實已甚，熱極津枯，胃熱薰心，熱擾心神而見神識昏蒙。治以通腑瀉熱，方用大承氣湯。胃為腑，心為臟，何以胃熱薰心呢？這是因為胃絡通心，胃經邪熱可以由經絡到達心。故臨證可見到胃熱神昏、譫語。臨床上神昏不僅僅由胃熱引起，胃的其他病理變化亦可致神昏。

（二）胃虛神亂

胃陰胃陽密切配合，完成受納、腐熟水穀的作用。若胃陽虛衰，猶火灶中無火，則不能腐熟水穀上輸下傳，故葉天士曰：「食穀不化，胃無火也。」

華岫雲說：「世人胃陽虛多由寒凝胃陽，胃氣虛寒所致，造成水穀不化，氣血乏源，五臟六腑失其所養。心失所養則面色蒼白，心悸失眠，健忘怔忡；肝失所養則頭暈目眩，虛煩失眠，脅痛易怒；腎失血資則腦轉耳鳴，驚惕不安。若胃陰不足，胃失濡潤，一則胃燥失其受納腐熟之職，致氣血乏源，神無所養；再則胃燥傷津，虛熱內擾，

神無所安，故見虛煩不安之狀。」

（三）胃滯「食厥」

胃主受納，腐熟水穀，飲食過量，則食滯胃脘，食積化熱，濁熱攻心；除噯腐吞酸、矢氣奇臭、胃脘疼痛之外，常可並見神昏肢厥等所謂「食厥」之證。

3. 胃與神的關係在治療上的應用

臨床上常常見到胃病而神亂的病症，往往採用治胃之法則神自安。茲將先生臨證治驗列舉如下：

（一）清胃泄熱以治神昏

患者程某某，男，10 歲，初診於 1981 年 8 月 12 日。患者以頭痛、高熱、嘔吐、嗜睡急診入院。西醫診為流行性日本腦炎，經降溫、抗菌治療，熱勢反增，要求中醫會診。當時患者口渴欲飲，高熱汗出，嘔吐，神昏譫語，舌紅苔黃，脈洪數。先生認為患者為陽明熱盛、胃氣不降、濁氣攻心，急用白虎湯。

【方藥】生石膏 90 克（先煎），知母 15 克，粳米 10 克，甘草 15 克，水煎服，1 日 2 劑，分 4 次。

患者服後，渴止吐停，再服 2 劑熱降神清，連服 3 劑而癒。此證中醫辨證為陽明氣分熱盛、胃熱薰心，故有神昏譫妄。治病求本，胃熱為本，神昏為標，清胃熱則神自清。

（二）瀉胃通腑以治神狂

患者張某某，男，21 歲，農民，初診於 1982 年 6 月 12 日。十餘日前突然精神狂亂，打人毀物，不食不眠，

力逾常人，由親屬捆綁著轉入我院。某醫院曾診為「精神病」。患者就診時詈罵叫號，揚手抬足，口氣臭穢，舌紅苔黃、起芒刺，問其家屬患者約十日未大便。此證屬陽明腑實發狂，治以通腑瀉熱，先生予大承氣湯。

【方藥】大黃 15 克（後下），川厚朴 15 克，枳實 15 克，元明粉 10 克（沖服）。1 日 2 劑，分 4 次服。

患者於次日下午，便下燥屎十餘粒，其色深暗，患者神志頓清，安然入眠；繼服調胃承氣湯 10 劑，1 日 1 劑，以清瀉胃熱，於 1982 年 7 月 14 日痊癒出院。

本證屬陽明發狂，因胃脈通心，胃腑不通，濁熱沖心，故見發狂；治以通腑瀉熱，硬便暢行，實火隨降，源流一清，神志頓蘇。

（三）溫胃散寒以振神

患者周某某，女，32 歲，工人，初診於 1980 年 5 月 4 日，主因胃痛入院。西醫診斷為「胃痙攣」；追問病史，患者於 5 月 1 日因牙疼食冰糕 3 盒後，胃痛暴作，輾轉不安，冷汗淋漓。前醫開方附子理中湯，服後痛仍不減。近日胃痛時作，不納水穀，神情淡漠，惡寒蜷臥，似睡非睡，其脈弦緊；證屬寒凝胃陽，阻遏陽氣。

「陽氣者，精則養神，柔則養筋」，今陽氣被胃寒所遏，故不能養神，證見神情淡漠，似睡非睡；不能養筋，故惡寒蜷臥，非少陰寒化之比；治以溫胃散寒，先生以良附丸加味。

【方藥】良薑 10 克，香附 9 克，生薑 30 克，蓽澄茄 20 克，急煎頻服，1 日 2 劑，晝夜服之。

次日患者神清欲食，效不更方，1 日 1 劑，連服 10 劑痊癒出院。

（四）養陰益胃以安神

患者劉某某，女，42 歲，教師，初診於 1982 年 4 月 3 日。患者胃脘隱痛十餘年，口乾渴，乾嘔，不欲食，神疲乏力，心神恍惚，失眠多夢。

西醫診為「神經衰弱」，服諸鎮靜藥無效，中藥服補心丹之類仍不眠。田老察其舌紅無苔，光如鏡面，其脈細數；證屬胃陰不足，心失血養；治以養陰益胃；方以益胃湯。

【方藥】沙參 40 克，麥冬 20 克，生地黃 18 克，玉竹 15 克，冰糖 30 克（溶於藥汁中），另加石斛 30 克。患者服後，飲食有增；繼服 5 劑始可入眠，以湯改漿，每服 10 毫升，日 2 次；3 個月後飲食如常，神情轉佳，舌苔始生。

（五）疏泄胃氣以治「食厥」

患者閻某某，女，4 歲，初診於 1980 年 10 月 2 日。患者突然高熱神昏，面赤汗出，四肢抽搐，兩目上視，口氣臭穢，脈數而滑。田老急針內庭、足三里，患兒吐出食物酸臭難聞，瞬間神清抽止；囑其家屬將保和丸兩丸切碎煎湯一次服，一日二次。

田老追問病史，患兒為飲食過量，欲吐不出，繼而高熱汗出面赤。辨證為食積化熱薰蒸陽明經，胃熱薰心則神昏，針足三里以調和陽明胃氣、針內庭以瀉陽明胃熱，吐則熱從上越，胃通於口，胃熱從口出則神清。

「寧胃膠囊」治療 50 例消化性潰瘍療效觀察

我們在田老治胃病祕方的基礎上，精製成治療消化性潰瘍的純中藥製劑——寧胃膠囊。該藥對消除症狀，促進潰瘍癒合有明顯效果。

近年來，我們試用「寧胃膠囊」治療消化性潰瘍，並與「快胃片」組作對照觀察，療效滿意，現報告如下。

1. 臨床資料

有上消化道症狀、經胃鏡或X射線鋇餐檢查證實的消化性潰瘍患者 100 例，按就診順序隨機分為「寧胃膠囊」組（觀察組）、快胃片組（對照組），每組各 50 例。觀察組：年齡 17～62 歲，平均年齡 38.9 歲；病程 1.5～12 年，平均 7 年；平均潰瘍面積 0.9 公分×0.65 公分；胃潰瘍、十二指腸潰瘍及複合性潰瘍分別為 26 例、22 例、2 例，其中飲酒者 12 例，吸菸者 20 例。對照組：年齡 23～65 歲，平均 41 歲；病程 3～10 年，平均 8 年；平均潰瘍面積 0.8 公分×0.6 公分；胃、十二指腸潰瘍及複合性潰瘍分別為 26 例、23 例、1 例。

對照組的年齡、性別、病程與菸、酒嗜好等方面的情況，經統計學處理與觀察組無顯著差異。

2. 治療方法

全部病例均住院治療，未特殊調節其飲食及生活規律；對菸酒嗜好者只勸其節制，未加嚴格限制；療程前後

分別做血尿、便常規、便潛血、肝功能及谷丙轉氨酶檢查。對便潛血陽性者每週查 1 次，直至轉陰，每週記錄 1 次症狀、體徵、便潛血情況及不良反應。

觀察組：給予「寧胃膠囊」9 克，每日餐前半小時溫開水沖服，十二指腸潰瘍夜間甚者睡前加服 9 克。

對照組：快胃片服用劑量與用法同觀察組。

兩組均以 4 週為 1 個療程，共 2 個療程，每個療程結束時進行 1 次療效判定。

3. 結　果

（一）療效判斷標準

參照衛生部 1981 年推薦的《疾病治療效果評定標準》：即症狀完全消失，內窺鏡見潰瘍面消失或瘢痕形成或X射線鋇餐示龕影消失者為痊癒；症狀完全消失或明顯好轉，經上述檢查潰瘍面縮小二分之一以上者為有效；達不到上述標準為無效。

（二）治療結果

①兩組病例均有典型潰瘍性或不規律性上腹痛，用藥 1 週，結果觀察組緩解 40 例（80%）；對照組緩解 30 例（60%），兩組的 1 週腹痛緩解率差異顯著。

②用藥 1 週，觀察組便潛血陽性由 40 例降為 4 例；對照組由 37 例降為 14 例，便潛血 1 週轉陰率分別為 90% 與 62%，兩組差異顯著。

③潰瘍癒合情況，觀察組一療程治癒 50 例，治癒率 100%；對照組一療程治癒 23 例，治癒率 46%，兩組差

異顯著。

④復發情況：治療組隨訪 50 例，一年內復發 1 例，復發率 2%；對照組隨訪 50 例，一年內復發 17 例，復發率 34%，兩組差異顯著。

⑤ HB 檢查情況：用活組織快速尿素酶法，治療前觀察組抽檢 30 例，陽性 24 例，陽性率 80%；對照組抽查 26 例，陽性 20 例，陽性率 77%，兩組無明顯差異。

4. 典型病例

師某某，女，38 歲，農民，主因反覆上腹部灼痛、憋脹、納呆、泛酸五年，加重月餘而在某大醫院胃鏡檢查診為「胃竇部潰瘍」「十二指腸球部潰瘍」。患者曾服用「快胃片」4 週，胃鏡複查無改變後改服甲氰咪呱數十日，出現頭昏、噁心、皮疹，而停止服藥。

患者於 1990 年 10 月 8 日來我院求治。刻症：空腹、夜間胃痛加重，得食則減，精神萎靡，面色萎黃無華，胃脘疼痛，遇冷、生氣加重，大便色黑、潛血（＋＋），舌淡有瘀點，苔膩中心剝脫，脈沉細而弦。胃鏡示：胃竇部潰瘍，十二指腸潰瘍。按照「寧胃膠囊」服法，一日三次，每次 9 克，飯前半小時開水沖服。在第三次服藥後疼痛完全消失，泛酸漸減，食慾增進，精神轉佳；連服 4 週，於停藥後第三日行胃鏡複查，結果胃竇部及十二指腸球部潰瘍均已完全癒合，HP（－），複查大便潛血（－）。隨訪至今，未再復發。

【討論】消化性潰瘍屬於中醫「胃脘痛」的範疇。其

病機雖有寒邪客胃，飲食傷胃，肝氣犯胃。但臨床實踐體會到：此病的內因是脾虛，因脾主思、主運化、主一身肌肉、主升清降濁，除脾之外，寒客、氣滯、痰濁、食積等均為此病之外因。《素問‧太陰陽明篇》指出：「脾與胃以膜相連，今脾病不能為胃行其津液，氣日以衰，脈道不利，筋骨肌肉無所用焉。」脾主運化，胃主受納，脾虛失運則胃納呆滯，水反為濕，穀反為滯，鬱滯胃腑，導致絡血不通，瘀滯胃脘則是此病的共同特徵。

程應旄指出：「胃無消磨，則健運不化。」並認為胃之「消磨」功能，靠的是胃中所稟之性，即是胃之「沖和之氣」。飲食經消化吸收後即是穀氣，穀氣不僅榮養周身臟腑，而且四肢百骸亦受穀氣之濡養。所以胃的消磨功能必須藉穀氣以充之。《格致餘論》指出：「夫胃氣清純沖和之氣，人之所以賴以為生存者。」

從營養角度來說，脾胃是提供水穀精微的原始器官，脾胃損傷就會造成不同程度的全身營養不良，其中包括胃的本身營養不良，久之胃的脈絡自痹，氣血運行受阻，正所謂：「氣日以衰，脈道不利，筋骨肌肉無所用焉。」胃乃肌性器官，失去氣血供養，而又濕濁食積瘀滯，始則淺表（局部黏膜充血，水腫，細胞浸潤，糜爛等病理改變），久之入絡形成潰瘍。《素問‧遺篇刺法論》指出：「邪之所湊，其氣必虛。」

現代醫學認為，潰瘍病的病理機制是防護因數和黏膜、黏液屏障減弱，鹼分泌、血灌流減少，攻擊因數增強（胃酸，胃蛋白酶等），致潰瘍的產生和炎性改變。

脾主肌肉，胃乃肌性器官，潰瘍病以脾虛為主，脾運行受阻，不榮則枯萎，濕濁瘀血，鬱滯胃腑，使胃肌腐爛而成陰瘡，即潰瘍生於內臟，治療當健脾和胃，托瘡生肌。脾胃乃升降出入之樞紐，脾升胃降，胃脈通暢，生肌長肉潰瘍自癒，故方中首選白朮、茯苓健脾利濕，杜絕蘊濕生痰之源；黃耆、桂枝、白芍、甘草取黃耆建中湯之意，緩中補虛、托瘡生肌；白芍、海螵蛸制酸斂瘡止血；青黛、乳香托瘡生肌解毒；元胡、鬱金行氣祛瘀；蒲公英、苦參清熱燥濕，解毒散結。

【縱觀全方】健脾和胃、托瘡生肌、藥性中和、價廉效高。

5. 現代藥理研究

黃耆、甘草兩藥治療消化性潰瘍有特殊功效。黃耆能擴張血管，改善血供，使壞死細胞恢復活力。甘草補中緩急止痛，甘草提取物為甘草次酸，可促進潰瘍癒合。白芍研末內服，可在胃內形成一定厚度的膠狀物，對胃及十二指腸潰瘍出血和穿孔有保護潰瘍面、穿孔面的作用，且能止血、促進病灶癒合；若與海螵蛸同用於潰瘍面，其制酸斂陰的作用更強。

青黛、乳香伍用促進潰瘍癒合、托瘡生肌甚捷。白芍、甘草相伍具有鎮靜、鎮痛、緩解肌痙攣作用，在抑制胃酸分泌及抗潰瘍等方面均有協同和增效作用。臨床實踐證實，苦參、蒲公英、桂枝三藥合用能明顯提高幽門螺桿菌轉陰率，但未經藥理證實，特此提出，有待研究。

❁ 淺議三焦胰腑說

三焦歷來爭議甚激，但三焦有廣狹之分，廣義的三焦是人體區域的劃分，即上焦、中焦、下焦；田老認為狹義的三焦所指的實質可能是胰腑。

本來臟腑是根據內臟的功能特點，人為劃分的。《五臟別論篇》曾有如下記載：「所謂五臟者，藏精氣而不瀉也，故滿而不能實。六腑者，傳化物而不藏，故實而不能滿也。」《中醫學基礎》（第四版）沿用古說：「三焦亦為腑之一，因在人體十二臟腑中，唯它最大，故又有『孤府』之稱。」正如《類經》所提出的，三焦是：「藏府之外，軀體之內，包羅諸藏，一腔之大府也。」三焦有主持諸氣，總司人體氣化的作用。元氣發源於腎，但必借三焦為通路，才能敷布周身，以激發推動各個臟腑組織器官的功能活動。

從消渴病中悟出古人所言六腑之一的三焦可能是胰腺。消渴病包括現代醫學所稱的糖尿病，其病理核心是胰島素分泌減少所致。小小的胰腺所產生的胰島素分泌減少促使身體發生三消症：使上焦如霧，中焦如漚，下焦如瀆的功能嚴重失調，這難道不是三焦有主持諸氣、總司人體氣化作用的功能異常嗎？這難道不是通行元氣和水穀運行的道路受到障礙嗎？

在治療中用胰島素便可使三消之症消。微量的胰島素決定著消渴病的痊癒與否，足以說明胰腺的生理功能、病理變化便是三焦實質所指。由此，胰腺疾病便可以按照中

醫臟腑辨證、八綱辨證、氣血津液辨證來歸類劃分，對於提高臨床療效是不可估量的。

傳統三焦病的治則、方藥，束縛著醫者的思想，本來臨床上收效甚微的套方，成了規矩準繩。自從把胰腺歸為六腑之一，牢記六腑以通為用的原則治療糖尿病，選用了通絡之品，收到了明顯療效。胰腺也有陰陽表裏、虛實寒熱之證；亦有氣虛、血虛、氣滯、血瘀之證型，採用相應的治則方藥，收到了遠期降低血糖的療效。

胰腺有豐富的血液循環，其分泌的許多激素參與人體的生命活動，胰腺的一切生理活動一靠氣化、二靠血行，抓住了這兩個理論核心，田老設計出治三消病以補氣活血、通泄胰腑的方案，收到了滿意的療效。

任應秋教授指出：「既承認三焦是──腑，並具有行氣通水的作用，而謂為無形質可指，這是不符合邏輯的。」張介賓說：「人之一身，外自皮毛，內自臟腑，無巨無名，無細無目。」凡是物質體，無論巨細，一經認識之後，必然有名有質，還不曾認識的那就例外了。

已被認識的人身物質之最細微者，莫如氣。古人倘以「若霧露之溉」來形容其物質的存在，哪有偌大一個腑竟有名無形呢？

田老認為，六腑之一的三焦，若能隨著時代的進步、人類認識水準的提高，結束古老而沒有生命力的人為湊合，代之以新的實質有形的胰腺充其六腑之一，使新的臟腑學說：膽、胰、胃、大腸、小腸、膀胱指導臨床，使其煥發出巨大生命力。

《傷寒論》28 條「去桂」應理解為減桂枝之量

《傷寒論》原文 28 條:「服桂枝湯,或下之,仍頭項強痛,翕翕發熱,無汗,心下滿微痛,小便不利者,桂枝去桂加茯苓白朮湯主之。」本條頭項強痛,翕翕發熱,無汗,心下滿微痛,小便不利,是服桂枝湯之前已存在的症情。從症狀前冠以「仍」字可知,其頭項強痛、翕翕發熱是桂枝證,但無汗、心下滿微痛、小便不利則非桂枝證。然這裏僅提翕翕發熱,是省略「嗇嗇惡寒,淅淅惡風」,二句,此為省文法。

桂枝證特有熱型汗後仍在,即使因其他兼證影響辨證視線,但仍頭項強痛、發熱惡寒兼備,其病屬表無疑。它說明標準、典型的桂枝證起著量的變化,發熱、小便不利是太陽經證向腑證過渡的初級階段。

田老認為:「疾病過程各個階段的特點,亦即六經分證的特點,是質的特點。」這些分證之間的具體相互聯結即是「傳經」(包括「傳經」「直中」「合病」「並病」等等),情形非常複雜,研究這些相互聯結的特殊性是十分重要的事情;否則必將導致六經提綱簡化《傷寒論》理論的結果。

即除六經本證外,其餘具體相互聯結之一百餘湯證均被忽視,從而就不能充分暴露疾病的發展過程,也不可能真正理解《傷寒論》的內容實質。

心下滿微痛,小便不利是裏證,但非裏結陽明,或實熱結胸,故下之不癒。汗下之後,其證未變,說明裏氣未

傷，病邪未陷，仍可依原有之症候加以分析。

本證當是表裏同病，外感邪後，表邪未罷，兼有水飲內停所致。頭痛、發熱、無汗是其病在表；心下滿微痛、小便不利，為運化失職、水飲內停無疑，故可用解表與利水並行之法。

如何二法兼併，一藥兼具二功，這就成為選方用藥的關鍵所在。然而，本條中的「無汗」卻成了即使是桂枝證，也不用桂枝的理由，把桂枝當作止汗之品。為此，《本經逢原》曾指出：「世俗認為傷寒無汗不得用桂枝者，非也。桂枝辛甘發散為陽，寒傷營血亦不可少之藥，麻黃、葛根湯未嘗缺此。」

仲景在論述太陽中風自汗的同時，還揭示了種種無汗而運用桂枝湯的例證。如「傷寒發汗已解，半日許復煩，脈浮數者，可更發汗，宜桂枝湯。」「太陰病，脈浮者，可發汗，宜桂枝湯。」

桂枝湯的煎服法：「上五味，咬咀三味，以水七升，微火煮取三升，去滓，適寒溫，服一升。服已須臾，啜熱稀粥一升餘，以助藥力。溫覆令一時許，遍身縶縶微似有汗者益佳，不可令如水流離，病必不除。若一服汗出病差，停後服，不必盡劑。若不汗，更服依前法。又不汗，後服小促其間，半日許令三服盡。若病重者，一日一夜，周時觀之。服一劑盡，病證猶在者，更作服。若不汗出，乃服至二三劑。」

仲師反覆叮嚀，再三告示，服桂枝湯意在發汗治病。「仍無汗」說明用桂枝湯取汗不汗，揭示了症情在變化，

正當讀者徘徊不定，而陷入「山窮水複疑無路」的時刻，仲景才一聲斷喝，唱出「小便不利者」五字，方將汗下無功的底蘊，與水氣內停，陽不化氣，津不外達的實質全盤道出，文章到此，才又破啼為笑，而有「柳暗花明又一村」的痛快，使人不禁為之拍案叫絕。

仲師提出表裏雙解法，急書桂枝去桂加茯苓白朮湯主之，意在桂枝減量，並非去掉桂枝。仲景在桂枝湯服法中提出病症猶在者，更作服，若不汗出，乃服至二三劑。文中仍無汗三字，意在病症猶在，提示更作服，但病情變化，表裏合病，故爾桂枝減量，再加茯苓、白朮，起到利水通陽，兼解表邪之功。

《中藥大辭典》現代藥理研究證實，桂枝不僅有抗菌、抗病毒作用，其利尿作用甚強；用含桂枝的五苓散給試驗犬靜脈注射，可使犬尿量明顯增加。單用含桂枝的注射液給試驗犬靜脈注射，利尿作用顯著，故認為桂枝是五苓散中主要利尿成分之一。

由此可見，當方用到桂枝去桂加茯苓白朮湯時正是桂枝證。表證比桂枝證輕，而又兼併水氣不化的裏證，係由太陽經輸布不利影響太陽氣化作用，但又尚未造成太陽蓄水之腑證，故減量。可由三兩減為二兩或一兩半，再加茯苓、白朮起到表裏雙解，阻止病情向腑證發展。當病情發展為太陽蓄水腑證，仲景便將桂枝減為半兩，再加豬苓、澤瀉通陽、利水、化氣、解表治療太陽蓄水證。

由此可知，太陽腑證還用桂枝，同時仍有表證存在豈有去掉桂枝之理哉？真正去掉桂枝的時候，是太陽蓄水證

進一步發展，傷及腎陽，形成陽虛水泛、小便不利、浮腫心悸、頭眩身動而無表證，仲景才把桂枝去桂加茯苓白朮湯的桂枝去掉改為附子再加人參，起到溫陽利水治療少陰陽虛水泛之證。

從上述病情變化中，悟出仲景的減桂是根據病情的量變而遞減其量，當病情起著質的變化時，才去掉桂枝。

患者劉某某，女，65 歲，1988 年 8 月 10 日初診。患者反覆外感，繼患腎炎住院治療 1 個月，出院後頭痛發熱，體溫 37.8℃，無汗，納呆，腹脹，小便量少；尿蛋白（＋），少量紅細胞；舌淡，苔白膩，脈浮滑。曾用抗菌素治療、中藥調補脾腎之藥多劑罔效。患者症狀數月仍在，難以辨證，莫衷一是，請田老會診。

察色把脈看舌後，脫口背出《傷寒論》28 條，急書其方，服之其症仍在。田老思維再三，悟出反覆外感、反覆浮腫，不可去桂，應將桂量減半。

藥用桂枝 4.5 克，白芍 9 克，茯苓 9 克，白朮 9 克，生薑三片，大棗五枚。服藥 3 劑後，患者全身汗出，前症消失。

1990 年 4 月無意中見到患者，訴其近年不外感，小便通利，多次化驗正常，納眠尚可，體重增加 2 公斤。從那時起凡臨是證，桂枝量減半，經治患者，效如桴鼓，基於臨床，刻究仲師，故爾提出此論。

少陰三急下的科學意義

少陰指手少陰心經，足少陰腎經。《傷寒論》中的少陰偏指足少陰腎經。少陰病何緣急下陽明，其科學意義來源於臨床的實踐體會，為把田老的實踐經驗上升到理論高度，從少陰病與陽明病的生理、病理、症候特點、治療原則、處方用藥、臨床療效，略作如下探討。

1. 少陰腎經與陽明胃經在生理上的聯繫

《靈樞經校釋》：「腎足少陰之脈，起於小趾之下，邪走足心，出於然骨之下，循內踝之後，別入跟中，上入膕內，出膕內廉，上股內後廉，貫脊屬腎絡膀胱；其直者，從腎上貫肝膈，入肺中，循喉嚨，挾舌本；其支者，從肺出絡心，注胸中。」《素問·平人氣象論》說：「胃之大絡，名曰虛裏，貫膈絡肺，出於左乳下，其動應手，脈宗氣也。」虛裏即心尖搏動處，說明胃絡通心。少陰腎脈從肺出絡心，注胸中。由此可知，陽明胃經與少陰腎經在心經相交，經脈相連，氣血相貫。

腎為先天之本，五臟之陰非此不能滋，五臟之陽非此不能發。腎者主水，受五臟六腑之精而藏之。《靈樞》：「胃者，水穀氣血之海。」《中藏經》：「胃氣壯，五臟六腑皆壯也。」按照五行相生關係，腎之命門生發陽明胃土，即火生土的關係。

在水液代謝方面，《素問·經脈別論篇》：「飲入於胃，游溢精氣，上輸於脾；脾氣散精，上歸於肺；通調水

道,下輸膀胱;水精四布,五經並行,合於四時五臟陰陽,揆度以為常也。」說明水液在胃、腎、膀胱的生理配合下完成其代謝。從而可知,少陰腎經與陽明胃經構成一個以絡相連、氣血相通、水液循環、先天生後天、後天生先天的如環無端的有機整體。

2. 少陰腎經與陽明胃經的病理機制

正因為足少陰腎經與足陽明胃經在生理上密切聯繫,病理上往往腎病及胃。《景岳全書‧癃閉》:「小便不通是為癃閉,此最危最急症也。水道不通,則上侵脾胃而為脹,外侵肌肉而為腫,泛及中焦而為嘔,再及上焦則為喘,數日不通,則奔迫難堪,必臻危殆。」

(一)《傷寒論》原文 320 條:「少陰病,得之二三日,口燥、咽乾者,急下之,宜大承氣湯。」錢天來說:「然但口燥咽乾,未必即是急下之證,亦又有胃實之證,實熱之脈,其見證雖屬少陰,而有邪氣復聚陽明……為胃家實之證據,方可急下而用大承氣湯也。」《醫宗金鑒》:「邪至少陰二三日,即口燥、咽乾者,必其胃火素甚盛,腎水素虧,當以大承氣湯急瀉胃火以救腎水。若復遷延時日,腎水告竭,其陰必亡,雖下無及也。」本條為腎水竭,陽明燥,既現少陰少尿無尿、癃閉,又現陽明腑實不大便,少陰循咽故現口燥咽乾症候。

(二)《傷寒論》321 條:「少陰病,自利清水,色純青,心下必痛,口乾燥者,急下之,宜大承氣湯。」張元素說:「夫土實則水清,謂水穀不相混,故自利清水而

口乾燥，此土實熱致然也。下利色青，青色肝也，乃肝邪傳腎，緣腎之經脈，從肺出絡心，注胸中，由是而心下痛，故急下以去實邪，逐腎邪。」汪苓友說：「少陰之臟本水，經中熱極，則迫其水液下流而腎燥，腎愈燥則腸中之物愈堅，以故下利止清水耳。色純青者，腎將竭而肝木反來侮之，故色青也。心下痛為實，口乾燥為熱，故與大承氣湯以下實熱之邪。」

（三）《傷寒論》252 條：「傷寒六七日，目中不了了，睛不和，無表裏證，大便難，身微熱者，以為實也，急下之，宜大承氣湯。」目中不了了，睛不和是邪熱深伏，熱結於腑的危重症候，反映於外的表現，必須加以重視。根據《靈樞·大惑論》：「五臟六腑之精氣，皆上注於目，而為之精，精之窠為眼，骨之精為瞳子，……上屬於腦。熱邪不燥胃津，必耗腎液。」此證陽熱呈亢盛之勢，陰液有消亡之虞，故危重如此。治法當採取急下存陰之法，急與大承氣湯以瀉陽救陰。《傷寒論》321 條證屬小便少，腎不主水反成尿毒。《重訂廣濕熱論》：「溺毒入血，血毒上腦之候，頭痛而暈，視物矇矓，耳鳴耳聾，噁心嘔吐，呼吸帶有溺臭，間或猝發癲癇，甚或神昏驚厥，不省人事，循衣撮空，舌苔起腐，間有黑點。」結合252 條酷似現代醫學之腎功能衰竭。

（四）《傷寒論》原文 322 條：「少陰病，六七日，腹脹，不大便者，急下之，宜大承氣湯。少陰主水，五臟之陰非此不能滋，此乃少陰熱化，水液枯竭，陽明失濡，無水舟停，水竭土實，燥屎內結，故六七日腹脹，不

大便；灼爍真陰，證重勢急，真將涸竭，危之立至，熱毒阻滯陽明，充斥氣血，燎原之勢，不可遏制。」其證應有大便不通，不得不便，噁心嘔吐，口氣臭穢，舌暗紅紫苔黃燥起芒刺，臨床表現似屬關格一病。《傷寒論・平脈法》：「寸口脈浮而大，浮為虛，大為實，在尺為關，在寸為格，關則不得小便，格則吐逆。」《諸病源候論》說：「關格是大小便俱不通之症，以大便不通謂之內關，小便不通謂之外格。」《證治匯補》說：「既關且格，必小便不通，旦夕之間，陡增嘔惡，此因濁邪壅塞三焦，正氣不得升降，所以關應下而小便閉，格應上而嘔吐，陰陽閉絕，一日即死，最為危候。」《壽世保元》：「溺溲不通，非細故也，其朝不通，便令人嘔，名曰關格。」結合病因病機便可悟出，此乃腎功能衰竭之尿毒症，毒素從胃黏膜排泄所致嘔吐。

3. 少陰腎與陽明胃之關係在治療上的應用

少陰三急下是建立在腎與胃生理病理相互關係的基礎之上，尤其在少陰病發展到晚期，表現為腎功能衰竭、尿毒症時，從急下陽明救治，多能收效奇特，為揭示其奇特的奧妙，闡述其科學意義，茲將本人臨床治驗列舉如下。

（一）少陰重症（急性腎功能衰竭）急下陽明

劉某某，男，48 歲，初診於 1987 年 9 月 20 日。患者 1987 年因發熱 1 週就診，午後體溫 38.5～39℃，伴上腹疼痛且脹滿，噁心、嘔吐、口苦、便秘，尿量減少至400～500 毫升 / 天，就診後查血肌酐 810 微摩爾 / 升，

尿素氮為 32 毫摩爾／升，體檢心肺正常，上腹部壓痛，莫菲氏徵陽性。

血常規：白細胞 17×10^9／升，嗜中性粒細胞占85%；超音波顯示膽囊腫大伴有結石；胸部 X 射線片正常。診斷為急性膽囊炎引起急性腎功能衰竭。患者舌苔黃厚膩，脈弦數，證屬肝膽鬱火閉結，氣機失調，清氣不升，濁氣不降，故先予通腑清熱之劑。

《傷寒論》原文 322 條：「少陽病，六七日，腹脹，不大便者，急下之，宜大承氣湯。」

【方藥】生大黃 30 克（後下），枳實 15 克，川厚朴 10 克，芒硝 20 克，全瓜蔞 30 克，柴胡 10 克，黃芩10 克，檳榔 10 克，茵陳 30 克，紅藤 30 克，赤芍 20克，七劑，早、晚空腹水煎服，一日一劑。

上方連服七劑後，腑氣通暢，熱勢減緩，噁心好轉，尿量增加，膩苔漸化，查血肌酐為 380 微摩爾／升，尿素氮為 18 毫摩爾／升。

【二診】處方據上方化裁，加金錢草 30 克、血丹參30 克、石葦 10 克、澤蘭葉 10 克，服藥治療後熱退。

【三診】處方據次方化裁，去柴胡，加太子參 30克、絲瓜絡 10 克、白茅根 30 克。患者服藥 1 個月後，查血肌酐為 230 微摩爾／升，尿素氮為 9.6 毫摩爾／升，尿量恢復正常；3 個月後血肌酐為 150 微摩爾／升，尿素氮為 7 毫摩爾／升。10 年後隨訪，血肌酐穩定在 120～150 微摩爾／升，尿素氮在 7～8 毫摩爾／升之間，仍在間斷服用中藥，病情基本穩定。

（二）少陰熱化（流行性出血熱）急下陽明

張某某，男，52 歲。初診日期為 1996 年 8 月 5 日。患者 2 週前出差，回晉後，連日發熱，面部潮紅如酒醉樣，入院治療後尿量逐漸減少至 600 毫升／日。

尿常規檢查：蛋白＋＋，紅細胞＋＋＋，血肌酐由 120 微摩爾／升上升至 450 微摩爾／升，尿素氮由 8 毫摩爾／升升至 23 毫摩爾／升；查血 HFRS 特異抗體陽性，診斷為流行性出血熱。給予速尿 200 毫克靜脈點滴後，尿量僅維持在 500～600 毫升，就診時口乾欲飲，噁心，顏面潮紅，四日未大便，口氣臭穢，腰部酸痛，少尿，舌苔膩，脈滑數。

《傷寒論》320 條：「少陰病，得之二三日，口燥咽乾者，急下之，宜大承氣湯。」少陰病，熱損陰津，少陰經循咽喉，津不上承故口燥咽乾。然口乾欲飲、噁心、面赤此乃熱及陽明，四日未大便，口氣臭穢，苔黃膩此為臟邪傳腑，由虛轉實，治宜和胃降逆，通腑泄濁。方以大承氣湯加減。

【方藥】生大黃 15 克（後下），芒硝 10 克（後下），川厚朴 10 克，枳實 10 克，生石膏 30 克，薑半夏 10 克，竹茹 10 克，丹皮 10 克，栀子 10 克，絲瓜絡 10 克，通草 10 克，白茅根 30 克。

患者服上方兩周後噁心、嘔吐減輕，大便一日一次，舌紅苔黃膩。

【二診】上方加當歸 20 克、血丹參 20 克、雞血藤 20 克、川芎 20 克，以該方調治 1 個月後患者尿量增加，

尿常規檢查：蛋白＋，紅細胞＋，腎功能獲得改善，血肌酐降為 250 微摩爾／升，尿素氮降至 12 毫摩爾／升，患者遂出院，進行門診隨訪治療。

【再診】次診方加山藥 20 克、玉米仁 20 克，服用兩月餘，腎功能恢復正常，尿常規檢查陰性，隨訪 5 年病情穩定。

（三）少陰病（腎蘊實邪）自利清水急下陽明

張某某，男，70 歲，幹部，1976 年 7 月 16 日初診。患者於 1976 年 7 月初發熱腹瀉，日解 20 多次；質稀如水，色青黑，稍帶黏液；前幾年有腰酸乏力病史。這次用抗菌素退熱，大便次數減少。但又反覆嘔吐，吐出深咖啡色液體，不欲進食，大便青黑，其味奇臭。診斷為上消化道出血，於 1976 年 7 月 7 日入某醫院。

入院後仍嘔吐不止，進食即吐，色如咖啡，胃脘部脹痛，面部和四肢輕度浮腫，尿量減少。尿檢：蛋白＋＋＋＋，血非蛋白氮 183 毫克／升，二氧化碳結合力 42.3 體積%，肌酐 130 毫克／升，血鉀 1.75 毫摩爾／升，鈉 142 毫摩爾／升，氯化物 107 毫摩爾／升。

診斷為慢性腎炎尿毒症、尿毒症性胃炎、上消化道出血。採用補液、糾酸、補鉀、止血等治療措施，出血減少，但仍嘔吐不能食，下利清水色青黑，胃脘部脹滿，口乾燥，不大便，舌紅苔黃燥，脈細數而澀。《傷寒論》原文 321 條：「少陰病，下利清水，色純青，心下必痛，口乾燥者，可下之，宜大承氣湯。」

【方藥】生大黃 20 克（後下），芒硝 10 克（後

下），枳實 10 克，川厚朴 10 克，旋覆花 10 克（布包），代赭石 30 克（先煎），元參 20 克，薑半夏 10 克，全瓜蔞 30 克，當歸 20 克，白芍 20 克。

西藥繼用補液、補鉀、補鈣等措施治療。

【二診】服上方第二劑後，嘔吐已減；第三劑後，大便清水中挾硬塊十餘枚，其色膠黑，其味奇臭有氨味，複查非蛋白氮降為 114 毫克／升，病有轉機，仍以原法跟進。

【方藥】生大黃 15 克（後下），芒硝 15 克（後下），枳實 10 克，川厚朴 10 克，雲苓 20 克，澤瀉 10 克，石斛 10 克，川連 10 克，金銀花 30 克，絲瓜絡 10 克，通草 10 克，7 劑水煎服一日一劑。

【三診】胃氣振奮，納食增加，大便稀溏，一日一次。近日覺胸悶不適，晨起時面部輕度浮腫。血壓 18.7×12.0 千帕，血非蛋白氮已降至 300 毫克／升，肌酐 17.6 毫克／升；尿檢：蛋白－，上皮細胞 0～2，膿細胞 0～1；腎圖示左側腎功能曲線分泌段正常，排泄段受阻，右側腎功能曲線分泌段稍有延緩，排泄段部分受阻；X 射線腹部平片顯示無陽性結石發現，但食後仍感胃痛，尿少，舌紅苔黃，脈細數。治以滋腎水，潤腸燥，清解陽明，攻毒存陰。

【方藥】製大黃 10 克，川厚朴 10 克，枳實 10 克，全瓜蔞 30 克，當歸 20 克，生地黃 20 克，元參 20 克，麥冬 10 克，枸杞 20 克，魚腥草 20 克，二花 20 克。

患者經上方治療至 9 月中旬，已無自覺不適之感，尿

複查無異常，腎功能正常，血化驗：紅細胞 3.59×10^{12} 克 / 升，血色素 78 克 / 升，出院休養。

4. 結　語

少陰腎經與陽明胃經以絡相通，共同完成水液代謝。生理上如此密切相關，病理上往往水竭土燥，故應用少陰腎經與陽明胃經相互關係之理論來指導臨床實踐，是治療腎衰、尿毒症不可忽視的一個方法。這也正是張仲景少陰三急下科學意義之所在。

現代醫學研究表明，大黃能改善患者的氮質代謝和營養狀態，延緩腎衰發熱，能降低尿素氮、血肌酐水準，改善脂質代謝，抑制膜細胞和腎小管上皮細胞的生長，並發現通過下調 c 反應蛋白的表達以抑制系膜細胞的增殖，且對腎小管上皮細胞肥大的影響超過對增殖的影響，最終減輕腎小球硬化，延緩腎衰的進程。

還可使電灼雙腎所致的腎衰模型尿蛋白明顯下降，血清蛋白和總蛋白升高。

《傷寒論》中少陰三急下對於治療腎功能衰竭、尿毒症從陽明論治並且急下陽明的方法，其科學意義在於毒素從大腸排出體外，減輕體內中毒程度，從而改善腎的功能。故此，揭示了《傷寒論》是一部發展的理論，它的價值不在於經典而在於與時俱進的實踐應用、實踐中檢驗其科學實質。

❈ 李東垣陰火論之實質是內臟之火

金元四大家之一的李東垣，是具有創新思想的醫學家。他具有比較豐富的治療經驗，在一定程度上做到了理論聯繫實際，擺脫古人的束縛，立論創新，提出了「火與元氣不兩立，一勝則一負」，其病理狀態是陽氣下陷，陰火上乘。

李東垣的陰火是相對於陽火而言。陽火者，由外而受之火，即六淫之風、熱、暑、燥；陰火者，由內而生之火，即七情之五志化火、飲食停滯之火、病理產物阻滯氣血鬱而所化之火。東垣陰火論之實質，實為耗傷元氣存在於人體之內的壯火，即元氣之賊，人體堡壘內之邪氣，內臟之火邪。田老臨證喜用東垣方，常言「補氣便可去火，切勿見火瀉火，徒傷元氣」。他有如下認識。

1. 陽氣的生理功能

《素問·生氣通天論》曰：「陽氣者，若天與日，失其所，則折壽不彰。故天運當以日光明，是故陽因而上，衛外者也。」就是說，人身的陽氣，好像天上的太陽一樣重要，假若陽氣失去了正常的位次而不能發揮其重要作用，人就會減損壽命或夭折，生命機能暗弱不足，所以天體的正常運行，是因太陽的光明普照顯現出來，而人的陽氣也應在上在外，並起到保護身體、抵禦外邪的作用。《素問·陰陽應象大論》指出：「壯火之氣衰，少火之氣壯；壯火食氣，氣食少火；壯火散氣，少火生氣。」意即

陽氣太過，能使元氣衰弱，陽氣正常，能使元氣旺盛，因為過度亢奮的陽氣，會損害元氣，而元氣卻依賴正常的陽氣。所以過度亢盛的陽氣能耗散元氣，正常的陽氣能增強元氣。

從而可知，氣是人體生命活動的動力和源泉，它既是臟腑功能的表現，又是臟腑活動的產物。正如李東垣在《脾胃論‧脾胃虛則九竅不通論》中指出：「真氣又名元氣，乃先身生之精氣也，非胃氣不能滋之。」他又在《內外傷辨惑論‧辨陰證陽證》中說：「夫元氣、穀氣、營氣、衛氣、生發諸陽之氣，此數者，皆飲食入胃上行，胃氣之異名，其實一也。」他還在《脾胃論‧脾胃虛實傳變論》中說：「脾胃之氣既傷，而元氣亦不能充，而諸病之所由生也。」他反覆論述脾胃是元氣之本，元氣是健康之本，元氣衰則疾病所由生。

2. 陰火的成因

（一）飲食不節

李東垣在《脾胃盛衰論》云：「飲食不節則胃病，胃病則氣短精神少，而生火熱，有時而顯火上行，獨燎其面。」《黃帝針法》云：「面熱者，足陽明病。胃病則脾無所稟受，故亦從而病焉。」李東垣認為：「飲食沒有節制，就要發生胃病。胃病所以消化不良，穀氣下流，下焦陰火得以離位上行，助長心火亢盛。火灼肺，表現氣短；火傷脾，表現精神少；火傷胃，表現身熱，面赤而熱，像火烤一樣。」

《靈樞‧邪氣臟腑病形篇》說：「面熱是足陽明胃經病。」胃既受病，飲食減退，脾就難以承受胃中水穀而行其輸散精氣的作用，因此造成營養來源缺乏，脾氣陷，陰火升的病機。

（二）精神刺激

《脾胃虛實傳變論》云：「此因喜、怒、憂、恐，損耗元氣，資助心火。火與元氣不兩立，火勝而乘其土位，此所以病也。」李東垣認為：「情緒上出現過度的喜、怒、憂、恐也可能損傷元氣。元氣受傷，不能制止陰火上升，陰火上升，助長了心火暴盛。火旺更侵侮脾胃，傷害脾胃的元氣，而發生脾胃病。」

飲食不節，精神刺激，損傷元氣，陰火離位，擾亂臟腑，而成內火。

3. 陰火的病理

（一）氣火失調

李東垣認為元氣與陰火具有相互制約的關係。內傷病的病理變化，就在於氣與火關係的失調。元氣不足時，陰火則亢盛；反之，元氣若充沛，陰火自降斂。他說：「火與氣，勢不兩立，故《內經》曰：『壯火食氣，氣食少火，壯火散氣，少火生氣。』」陰火愈熾，元氣將愈被傷耗，因此李東垣稱這種陰火叫做「元氣之賊」。並指出：「元氣不足而心火獨盛，心火者，陰火也，起於下焦，其繫於心，心不主令，相火代之。相火，下焦包絡之火，元氣之賊也，火與元氣不兩立，一勝則一負。」可見李東垣

所說的陰火，實際上是相火。相火與元氣相互對立，元氣充沛，則相火戢斂，而發揮正常的生理作用，這就是「氣食少火，少火生氣」的對立統一。元氣不足，則相火妄動而發生病變，這就是「少火生氣」的對立統一受到破壞，即所謂「壯火散氣」。

（二）升降失常

李東垣在《蘭室秘藏·內障眼病》說：「元氣不行，胃氣下流，胸中三焦之火及心火乘於肺，上入腦灼髓，瞳孔開大。」說明陰火由衝脈上沖，督脈上行。《傷寒論》第六條指出：「太陽病，發病而渴，不惡寒者，為溫病。若發汗已，身灼熱者，名風溫。風溫為病，脈陰陽俱浮，自汗出，身重，多眠睡，鼻息必鼾，語言難出。若被下者，小便不利，直視失溲。若被火者，微發黃色，劇則如驚癇，時瘈瘲；若火薰之。一逆尚引日，再逆促命期。」仲景證明內熱上沖入腦灼髓，瞳孔開大，故爾直視。正如李東垣在《脾胃論·脾胃虛則九竅不通論》中所說：「脾胃既為陰火所乘，穀氣閉塞而下流，即清氣不升，九竅為之不利。」

九竅是受五臟支配的，五臟接受了水穀的營養而發揮其正常作用，九竅才能通利。若脾胃氣衰，則胃不能分化水穀，脾不能為胃行其津液，正如李東垣在《脾胃論·脾胃虛則九竅不通論》中指出：「故六腑之氣已絕，致陽道不行，陰火上乘。」上下升降轉輸的樞機失常，五臟無所稟氣，九竅就不通利，這就是《素問·生氣通天論》所謂「陽不勝其陰，則五臟氣爭，九竅不通」的道理。

結合李東垣陰火形成的原因及病理變化，從而可知，東垣陰火的實質是在元氣虛弱的情況下，人體氣火失衡，升降失常，正不勝邪，內熱滋生。因於內、鬱於內，故稱陰火，即內臟之火邪。

揭示了東垣陰火的實質便有利於指導臨床實踐，尤其用於熱病證治可以收到奇特療效。清代溫病學家葉天士認為：「脾胃為病，最詳東垣。」（《臨證指南・脾胃病案》）他對東垣陰火有明確的認識，並在東垣「益元氣，瀉陰火」的理論基礎上，揭示了「養胃陰」的論點和方法，進一步完善、豐富、發展了脾胃學說。

4. 結　語

李東垣有深厚的文化功底，是《內經》序列研究家，深刻揭示出人體生命活動的奧秘，即升降出入無器不有，謹察升降出入而調之；以平為調，尤其熱病清內熱；人皆俱補，人參、黃蓍入方豈不閉門留寇。「然欲攻邪氣，正氣為先。」東垣積五十餘年臨床經驗證明了這一點，提出了陰火論，確立了補元氣降陰火的思想，創立了補中益氣湯，甘溫除大熱的理論方藥，對於頑固性發熱屬脾胃虛弱，陰火上乘者，多所痊濟。

臨床實踐證明，陰火就是內火，相對於由外感受之六淫陽火。田老有豐富的臨床實踐經驗，實踐中悟出了陰火是內臟之火的奧秘，指導於臨床收到了很好的效果。

❈ 試論陰黃證從邪伏募原論治

有關陰黃證治，清代醫家程鍾齡在《醫學心悟》中曾指出：「陰黃者，茵陳五苓散，如不應，用茵陳薑附湯。」然證之臨床，陰黃證治若僅依此，尚不能盡癒，對於重證纏綿驗證癒者，又當別論。

田老早年凡見此證型便從邪伏募原論治，用茵陳薑附湯合達原飲加減，能使陰黃重症速退，病程縮短。現舉先生驗案二則如下：

1. 肝內膽管結石

段某某，男，56 歲，1993 年 5 月 27 日初診。患者身目俱黃 40 日不退，且逐漸加深。平素嗜酒無度，於 1993 年 4 月 10 日大量飲酒後劇烈嘔吐，始吐食物殘渣，繼而膽汁，昏睡 2 日，身目黃如橘色，小便濃茶色；住某大醫院急查肝功示：TTT9 單位 / 升，總膽紅素 309 微摩爾 / 升，直接膽紅素 102 微摩爾 / 升，間接膽紅素 207 微摩爾 / 升，ALT 156 單位 / 升，AST 384 單位 / 升，HBsAg（－）；超音波顯示：肝實質彌漫性腫脹，肝內毛細膽管毛糙，且有強回聲光點。

臨床診斷為：肝內毛細膽管型肝炎；肝內毛細膽管結石。西醫曾以肝泰樂、強力寧、能量合劑等靜脈滴注 40 日；口服熊去氧膽酸每次 2 片，每日 3 次；予茵陳蒿湯、龍膽瀉肝湯加減服用 40 劑。肝功能進一步損害，黃疸逐漸加深。

刻症：身目黃似古銅色，乾嘔頻頻，脘腹脹滿，寒熱往來，身重如裹，身痛汗出，手足沉重，舌苔白厚膩濁，脈緩滑。

辨證為寒濕發黃，邪伏募原。治以散寒利濕，開達募原，疏利濕濁。

【方藥】茵陳 60 克，蜜附子 10 克，焦白朮 10 克，乾薑 10 克，炒蒼朮 10 克，葛根 20 克，虎杖 30 克，川厚朴 10 克，草果仁 12 克（去皮），焦檳榔 10 克。每日 1 劑，水煎服。

患者服第三劑，次日凌晨 3 時發熱增重，冷汗浸浸，繼而寒戰抖擻，腹內劇痛，大便黃溏穢濁挾有碎石數十粒，其味奇臭，小便轉清。

6 月 2 日複查肝功示：TTT 6.5 單位／升，總膽紅素 197.8 微摩爾／升，直接膽紅素 69 微摩爾／升，間接膽紅素 128.8 微摩爾／升，ALT 36 單位／升，AST 56 單位／升，HBsAg（－）。

效不更方，連服 10 劑，身目黃染已退，與入院時判若兩人，小便清，無寒熱，飲食如常，舌淡，苔薄白，脈緩。6 月 13 日，上方蜜附子加為 15 克，川厚朴 15 克，草果仁 18 克（去皮），焦檳榔 15 克。連服 10 劑後，查肝功示：TTT5 單位／升，總膽紅素 20 微摩爾／升，直接膽紅素 11 微摩爾／升，間接膽紅素 9 微摩爾／升，ALT 25 單位／升，AST 25 單位／升，HBsAg（－）；超音波顯示：肝臟結構正常，肝內毛細膽管無異常，肝內毛細膽管內強回聲光點消失。於 6 月 5 日出院，1 年後隨

訪，患者體健已參加勞動。

2. 胰頭腫物

管某某，男，49 歲，1994 年 7 月 15 日初診。患者突然全身發黃劇烈嘔吐 1 日入院。急查超音波顯示：胰頭囊腫 4.4 公分×4.8 公分×4.2 公分，性質待定。血澱粉酶 479.2 單位／升，尿澱粉酶 980 單位／升。曾以抗菌素治療 2 週，黃疸加深，嘔吐不止，日漸消瘦，要求會診。

刻下見症：身目黃如菸薰，四肢厥冷，寒熱往來，寒甚熱微，身痛黏汗，手足沉重，噁心嘔吐，脘腹脹滿，舌苔白厚膩濁，脈弦滑。

結合脈症，辨為寒濕發黃，邪伏募原。治以散寒利濕，開達募原，芳香化濕。

【方藥】茵陳 60 克，蜜附子 10 克，焦朮 10 克，川厚朴 10 克，焦檳榔 10 克，草果仁 15 克（去皮），佩蘭 10 克，肉豆蔻 10 克（面煨），黃芩 10 克，乾薑 10 克，炒蒼朮 10 克，柴胡 10 克，藿香 10 克。

患者連服 3 劑，黃退肢溫，寒熱不作，飲食有味，但仍噁心腹脹，上方加薑半夏 10 克，茯苓 30 克。5 劑後黃疸消退，飲食增加。超音波顯示：胰頭腫物消失，結構正常；化驗顯示：血澱粉酶 90 單位／升，尿澱粉酶 498 單位／升。1 年後隨訪未見異常。

【按】膜原外通肌肉，內近胃腑，為三焦之門戶，實一身之半表半裏。邪伏膜原致陰黃之理，乃從臨床所悟，

因於用茵陳薑附湯不退黃，病益甚而又見邪伏膜原之證，用達原飲合茵陳薑附湯而黃可退，肝功恢復。正如《溫疫論》說：「邪……內不在臟腑，外不在經絡，乃表裏之分界，是為半表半裏，即《針經》所謂橫連膜原是也。」

吳又可還指出：「此邪不在表，汗之徒傷表氣，熱亦不減；又不可下，此邪不在裏，下之徒傷胃氣，其渴愈甚」「因邪氣盤踞於膜原，內外隔絕，表氣不能通於內，裏氣不能達於外，單用茵陳薑附湯難能散寒利濕退黃，檳榔能消能磨，除伏邪，為疏利之藥……川厚朴破庚氣所結；草果仁辛烈氣雄，除伏邪盤踞，三味協力，直達其巢穴，使邪氣潰敗，速離膜原，是以為達原也。」

邪伏募原致陰黃的實質可能是濕熱病邪遏阻於肝內膽管、膽總管，溢於肌膚。以茵陳薑附湯合達原飲是病因、病機、病位三結合用藥，使藥力直達病所，故能效如桴鼓。邪匿募原，幾無出路，不採用部位用藥使邪氣速潰，則病程纏綿；若誤用寒藥則如雪上加霜；若誤用補藥則使病邪固結難解。

臨床體會，按病因、病性、病機變化辨證用藥的同時，辨病邪所在之病位用藥，是田老提高中醫藥療效不可忽視的一環，常可收到事半功倍之效。

❀ 咳嗽從胃論治一得

咳嗽，是指肺氣上逆，沖喉而出，喉中發聲，咯吐痰涎之症。肺主氣而司呼吸，其氣以清肅為順，故咳嗽與肺臟的關係最為密切，臨床上宣肺止咳，潤肺止痰，補肺治嗽，固肺治癆等法均有療效，但從肺治肺亦有收效甚微者。《素問·咳論》指出：「五臟六腑皆令人咳，非獨肺也。」

田老多年來對咳嗽病從胃論治收到了意想不到的療效，先生常說：「肺金生於脾土。」我們從先生的臨證心得中歸納整理如下。

1. 胃與肺的生理關係

《靈樞·經脈》：「肺手太陰之脈，起於中焦，下絡大腸，還循胃口，上膈屬肺。」意即手太陰肺經起始於中焦胃部，向下絡於大腸，回過來沿著胃上口，穿過膈肌，屬於肺臟。《經脈別論》指出：「飲入於胃，游溢精氣，上輸於脾，脾氣散精，上歸肺，通調水道，下輸膀胱。水精四布，五經並行。」意即飲食物化生的精微物質，必須透過肺氣的化合，才能為人體利用，起到營養周身的作用。從而可知胃與肺以脈相連，氣血相生，維持正常的生命活動。

2. 胃與肺的病理關係

《素問·咳論篇》指出：「皮毛者，肺之合也。皮毛

先受邪，邪氣以從其合也。其寒飲食入胃，從肺脈上至於肺，則肺寒，肺寒則外內合邪，因而客之，則為之肺咳。」進一步闡明了，肺與皮毛相合，風寒之邪傷人，皮毛先受之，皮毛受邪，則傳其所合之肺，寒邪襲肺，便發生咳嗽，又寒涼的飲食入胃，則冷飲之氣，可循肺脈入肺，則肺寒。

這樣外感風寒與風傷冷飲，合併侵襲於肺，以致肺寒氣逆而成肺咳，又在論六腑之咳中指出：此皆聚於胃，關於肺，使人多涕唾，而面浮腫氣逆也。

總的說來：「五臟六腑之咳，均與肺胃有密切關係。因胃為臟腑之海，腎為胃關，關門不利，均可使水聚於胃，水聚於胃則上關於肺而咳。咳則氣逆而液上溢，故使人多喘息涕唾，水氣上乘，故面部浮腫。」

3. 胃與肺的關係在治療上的應用

臨床上常常見到單純從肺治咳久治不癒，變證蜂起，往往採用治胃之法咳停嗽止，收效甚捷。

（一）清胃泄熱以治邪熱壅肺之咳嗽

患者趙某某，男，32 歲，初診於 1992 年 5 月 6 日。患者突然起病，寒戰高熱，體溫達 39.5℃，咳吐鐵銹色痰，胸痛，痰鳴氣喘，口渴少尿，煩躁不安，噁心欲吐；舌質紅，苔黃，脈洪滑數；實驗室檢查：血白細胞計數 15×10^9 / L，中性粒細胞 90%；X射線檢查示：肺部實變陰影中可見支氣管氣道徵，肋膈角可有少量胸腔積液。

西醫診斷：大葉性肺炎，患者對青黴素過敏，用其他

抗菌素治療 1 週，病情有增無減。要求中醫會診，當時患者高熱口渴、煩躁不安、噁心欲吐、咳嗽胸痛、咳痰腥臭，證屬胃熱挾痰上注肺絡，治以清胃泄熱以治熱邪壅肺之咳嗽，方用：麻杏石甘湯加味。

【方藥】麻黃 10 克，生石膏 50 克，知母 10 克，甘草 10 克，全瓜蔞 20 克，黃芩 15 克，魚腥草 30 克，金銀花 30 克，杏仁 10 克，連翹 10 克，川軍 5 克，一日二劑。

患者分 4 次服後，體溫降至 37℃，咳嗽次數明顯減少，咳痰由稠黃轉為清稀，有饑餓感欲飲食，大便奇臭。再服 2 劑，咳停嗽止，胸部X射線片示肺紋理稍粗，實驗室檢查白細胞 5×10^9 / L，中性粒細胞 60%。患者再次服藥，連用 3 劑而癒。

該患者病位在肺，因胃通於肺，選用生石膏、知母、黃芩、雙花、連翹清胃之熱；寒涼之藥從胃循肺脈入肺而治肺熱，便佐大黃；攻胃熱從大腸排出，治肺熱選用釜底抽薪，亦是肺與大腸相表裏理論的臨床實踐寫照，所以效如桴鼓。

（二）溫胃化飲以治水寒射肺之咳嗽

患者劉某某，男，72 歲，自訴咳嗽一年餘，中西藥治療效果不佳，查其痰白易出，納少倦怠，舌淡苔薄白，脈弦。西醫診為慢性支氣管炎。中醫辨證，痰飲停胃，水寒射肺，選用小青龍湯合二陳湯。

【方藥】乾薑 10 克，桂枝 6 克，麻黃 5 克，白芍 10 克，甘草 10 克，細辛 3 克，薑半夏 10 克，五味子 20

克，陳皮 15 克，茯苓 30 克，連服 4 劑。

患者服藥後咳止息平，但覺心悸頭眩，遂以上方去麻黃，加白朮 10 克，7 劑而癒。

《傷寒論》第四十條：「傷寒表不解，心下有水氣」，十個字提示了外寒內飲之病因，而水寒射肺致咳喘之病機卻難以從文字面上體會出來。

心下有水氣是怎樣造成水寒射肺致發咳喘的呢？如果從肺脈通胃的理論來探討，那麼，心下即胃脘的寒水之氣是通過肺的經脈而上射入肺的。因此選用乾薑、細辛、桂枝、茯苓溫化胃中痰飲，半夏降逆化痰，重滌胃中飲邪，不致射肺而咳嗽自停。

從以上臨床實踐中證實了胃與肺以脈相通，氣血相生，生理上如此密切，病理上亦多相互影響，故應用胃與肺的相互關係之理論來指導臨床治療咳嗽，是提高治癒肺系疾病不可忽視的一環。

❀ 試論溫邪上受首先犯肺順傳心

溫病學家葉天士在其《溫熱論》中指出：「溫邪上受，首先犯肺，逆傳心包。肺主氣屬衛，心主血屬營，辨衛氣營血雖與傷寒同，若論治法則與傷寒大異也。」

本文為溫病證治總綱，概括了溫熱病的病因，感邪途徑，發病部位，傳變趨勢，並進而指出溫熱病治法與傷寒有別。田老在多年的臨床實踐中認識到往往人體感受外邪，感染途徑為邪從上受，由口鼻而入，侵犯鼻肺，是順傳心並非逆傳心包，是逆傳陽明，並非順傳陽明。

明確了溫邪上受，首先犯肺，順傳心的理論對於治療由肺系疾病引起的肺心疾病，便可起到未雨綢繆、防微杜漸的指導作用。

1. 肺與心的生理

肺與心同居上焦，肺主氣，心主血，構成了心主行血和肺主呼吸的關係。生理情況下，當心室收縮時，含氧和營養物質的新鮮血液（動脈血），自左心室流入主動脈，再沿各級動脈分支到達全身各部的毛細血管。

血液在此與其周圍的細胞和組織進行物質交換，血中的營養物質和氧氣被細胞和組織吸收，它們的代謝產物和二氧化碳等則進入血液。

血液由鮮紅色的動脈血變為暗紅色的靜脈血。再經各級靜脈，最後經上、下腔靜脈流回右心房。從體循環回心的靜脈血，從右心房進入右心室。當心室收縮時，血液由

右心室射出，經肺動脈入肺，再經肺動脈分支進入肺泡周圍的毛細血管網。

透過毛細血管壁和極薄的肺泡壁，血液與肺泡內的空氣進行氣體交換，排出二氧化碳，吸進氧氣，使靜脈血變成含氧豐富的動脈血，再經肺靜脈出肺，注入左心房。血液再從左心房流入左心室。如此，循環往復，週而復始，維持著人體的生命活動，氣血交換，氣血供給。

《內經·素問》指出：「食氣入胃，濁氣歸心，淫精於脈。脈氣流經，經氣歸於肺，肺朝百脈，輸精於皮毛。毛脈合精，行氣於府，府精神明，留於五臟，氣歸於權衡，權衡以平，氣口成寸，以決死生。飲入於胃，游溢精氣，上輸於脾，脾氣散精，上歸於肺，通調水道，下輸膀胱，水精四布，五經並行，合於四時五臟陰陽，揆度以為常也。」

當時人們已明確認識到心與肺是人體營養物質交換結合運輸的場所，肺中含氧之氣進入血液以營養人體，人體內代謝廢物透過肺呼出體外，以保證人體生命新陳代謝，吐故納新。

2. 肺與心的病理

肺主宣發肅降和肺朝百脈，能促進心行血的作用，因此是血液正常運行的必要條件，符合於「氣為血帥」的一般規律。反之，只有正常的血液循環，方能維持肺呼吸功能的正常進行。

但是，連接心和肺兩者之間的中心環節，主要是積於

胸中的「宗氣」。由於宗氣具有貫心脈和司呼吸的生理功能，從而強化了血液循環與呼吸之間的協調平衡。因此，無論是肺的氣虛或肺失宣肅，均可影響心的行血功能，而導致血液的運行失常，從而出現胸悶，心率改變，甚則唇青，舌紫等血瘀之病理表現。

反之，若心氣不足，心陽不振，瘀阻心脈等導致血行異常時，也會影響肺的宣發和肅降，從而出現咳嗽，氣促等肺氣上逆的病理現象。

這即是心肺之間在病理的相互影響。

3. 運用心與肺生理病理上的關係指導臨床

實踐得出了「溫邪上受，首先犯肺，順傳心」的理論。田老在兒科病房觀察的 100 多例小兒肺炎的病人，大多起病較急，主要症狀為發熱、咳嗽、氣促、呼吸困難以及肺部固定濕囉音；嚴重時患兒呼吸和心率加快，出現鼻翼煽動和三凹徵。

這是因為病原體和毒素侵襲心肌，引起心肌炎，缺氧使肺小動脈反射性收縮，肺循環壓力增高，形成肺動脈高壓，使右心負擔增加，肺動脈高壓和中毒性心肌炎是誘發心力衰竭的主要原因。重症患兒常出現微循環障礙、休克甚至彌漫性血管內凝血。

運用「溫邪上受，首先犯肺，順傳心」的理論進行認病治療，便可減少誤診誤治。外感始則由口鼻而入，繼則入肺，出現發熱、咽痛、咳嗽。如果及時治療溫邪從上從外而解，若治不及時，治不得法，則現氣促，每分鐘呼吸

可達 40～80 次，並有鼻翼煽動；重者呈點頭狀呼吸，三凹徵，唇周發紺。進一步發展表現為面色蒼白，心動過速，心音低鈍，心律不整，心電圖顯示ST段下移和T波兩低平、倒置。心力衰竭表現為：

①呼吸突然加快，大於 60 次 / 分。

②心率突然大於 180 次 / 分。

③驟發極度煩躁不安，明顯發紺，面色發灰，指（趾）甲微血管充盈時間延長。

④心音低鈍，奔馬律，靜脈怒張。

⑤肝臟迅速增大。

⑥尿少或無尿，顏面眼瞼或雙下肢水腫。

這便是肺炎合併心力衰竭，由於小兒臟腑嬌嫩，形氣未充，易實易虛，變化迅速，所以一定要以溫邪上受，首先犯肺，順傳心的理論指導臨床實踐，爭分奪秒予以及時心肺同治，切勿曲解理論，脫離臨床另來一套解釋。

✵ 膽汁反流性胃炎從《傷寒論》嘔屬少陽論治

　　急性胃炎是由多種病因引起的急性胃黏膜炎症。病因主要有急性應激、化學性損傷（如藥物、酒精、膽汁、胰液等）。內鏡檢查可見胃黏膜充血、水腫、出血、糜爛、淺表性潰瘍等一過性急性病變，病變不僅限於胃，可同時累及食管和十二指腸黏膜。

　　1999 年雪梨胃炎分類系統，著重從病因角度對急性胃炎進行分類，分為藥物性急性胃炎、應激性急性胃炎、酒精性急性胃炎、腐蝕性急性胃炎、化膿性急性胃炎。

　　根據臨床表現，急性胃炎當屬中醫「胃脘痛」範疇。然而，臨床辨治胃脘痛鎖定在寒熱虛實的辨證分型論治之中，甚至證見口苦嘔吐者，或以為熱施以白虎湯治之；或以為寒施以理中湯治之；或以為虛施以黃耆建中湯治之；或以為實以二陳湯治之，往往胃痛不解，嘔吐不止。

　　近年來我院消化科在胃鏡診斷指導下，發現部分胃脘痛患者按常規辨證分型施以協定處方論治者，其療效欠佳。臨床表現為頑固性胃脘痛、口苦、嘔吐者，曾用橘皮竹茹湯、溫膽湯仍不見好轉。

　　直觀胃鏡下，可見除胃黏膜充血、水腫、糜爛、出血外，且有大量膽汁，結合超音波查膽囊，往往有膽囊炎、膽結石。分析其胃脘痛、嘔吐、口苦的機理，往往在飽餐後或夜間發作與食物刺激膽囊收縮及平臥休息時結石易於滑向膽囊頸部，造成膽囊管梗阻有關。

　　當膽囊結石排入膽總管後，結石壓迫刺激膽總管下端

奧狄氏括約肌並引起膽總管突然擴張，可反射引起更為頻繁與嚴重的嘔吐。此時膽汁反流入胃，有時吐出膽汁呈黃苦水，一般嘔吐後自覺症狀可稍改善。不少病人還伴有腹脹，便秘症狀。少數病人可出現寒熱往來或寒戰高熱，此提示炎症類型較重或有併發症可能。有四分之一病人有黃疸，通常黃疸不深，也不伴有瘙癢症狀。

臨床表現為胃脘痛、口苦、嘔吐，西醫結合胃鏡診斷為膽汁反流性胃炎。通常用：阿莫西林片 1.0 克 1 日 2 次，替硝唑片 0.4 克 1 日 3 次，維敏膠囊 120 毫克 1 日 2 次，奧美拉唑 20 毫克 1 日 2 次，嗎叮啉 10 毫克 1 日 3 次，治療 1 週停用阿莫西林、替硝唑，其餘藥繼用 1 月仍不見好轉，停藥後上述症狀復發且加重，尤其發嘔一症難以消失。

反覆研讀《傷寒論》，張仲景明確指出：「嘔屬少陽」。田老指導：「口苦、發嘔、不食、大便乾，大柴胡湯是良方。」此一語驚醒夢中人，難道暗示臨床大夫要對膽汁反流性胃炎從少陽論治嗎？

《傷寒論》101 條指出：「傷寒中風，有柴胡證，但見一證便是，不必悉具。」

《傷寒論》96 條：「傷寒五六日中風，往來寒熱，胸脅苦滿，嘿嘿不欲飲食，心煩喜嘔，或胸中煩而不嘔，或渴，或腹中痛，或脅下痞硬，或心下悸，小便不利，或不渴，身有微熱，或咳者，小柴胡湯主之。」

《傷寒論》97 條：「血弱氣盡，腠理開，邪氣因入，與正氣相博，結於脅下，正邪分爭，往來寒熱，休作

有時，嘿嘿不欲飲食，臟腑相連，其痛在下，邪高痛下，故使嘔也，小柴胡湯主之。」

《傷寒論》103 條：「太陽病，過經十餘日，反二三下之，後四五日，柴胡證仍在者，為未解也，與大柴胡湯下之則癒。」

以上條文說明了「嘔不止」是少陽膽火上犯陽明胃腑，治療膽汁反流性胃炎應和解少陽，順降陽明為大法。搞清了病因病機，抓住主證主脈，確立了治療大法，我科臨床實踐中又多了一種治療新方法。

運用和解少陽、順降陽明的方法，我科成功地治癒了63 例膽汁反流性胃炎，且療程短、見效快、復發率低，很值得推廣。現舉一例以說明中西醫結合治療膽汁反流性胃炎的新療法。

劉某某，女，46 歲，初診於 2006 年 4 月 17 日，患者主因上腹部脹痛兩月伴口苦、發嘔一月加重十日。來我科診治，現症：上腹部脹痛、口苦、噁心嘔吐，有時吐黃苦水，尤在吃油膩食物後加重；胸脅苦滿，不欲飲食，寒熱往來，大便乾燥三日一行，小便黃赤，舌紅苔黃膩，舌邊有齒痕，脈緩滑。

查體：劍突下壓痛（＋＋），莫菲氏徵（＋）。急行胃鏡示：胃黏膜充血，水腫、糜爛。十二指腸示：有 0.8公分×0.6 公分潰瘍灶，胃內有大量膽汁。超音波顯示：膽囊炎、膽結石。

西醫診斷：①膽汁反流性胃炎，②膽囊炎、膽結石。

中醫診斷為：胃脘痛。證型：膽火犯胃，陽明腑實。

治以疏泄少陽，通下陽明。

方用：大柴胡湯加茵陳 30 克，金錢草 30 克，川楝子 30 克，醋元胡 20 克，三付水煎服。

當患者服二劑第二煎時，腹中雷鳴，矢氣、欲大便，且瀉下硬便糞水，夾雜稀溏，奇臭難聞。嘔吐頓失，當服第三劑第三煎後口不苦，胃不痛。

二診時以小柴胡湯調理而癒。又服六劑後，復行胃鏡示：胃黏膜紅白相兼，以紅為主，無糜爛，無膽汁。超音波顯示：膽結石消失，膽囊壁稍毛糙。

【討論】膽與胃經脈互為絡屬。現代醫學解剖學證明，膽汁由十二指腸乳頭流入小腸，如果膽壓高，奧狄氏括約肌失調，再加腸壓高，致使膽汁反流入胃導致胃炎，出現胃脘痛、口苦、嘔吐苦水。這就是「少陽之為病，口苦，咽乾，目眩」的機理所在。

臨床實踐中發現了這個機理，我科運用疏泄少陽膽腑，通降陽明胃腑的方法，踐行著「六腑以通為用」的治胃病大法；意在減輕膽、腸壓力，使膽汁順降而不反流，並且使胃中膽汁順降於小腸參於消化，這樣就達到了膽汁反流性胃炎的科學治療目的。利用胃鏡檢查指導消化科疾病的臨床實踐，得出了膽汁反流性胃炎從《傷寒論》嘔屬少陽論治的有效療法。

❀◇ 加味桂枝茯苓丸湯治療卵巢囊腫 80 例臨床觀察

我們採用田老加味桂枝茯苓湯治療卵巢囊腫 80 例，取得較好療效，現報導如下。

1. 一般資料

80 例病例，年齡在 18～46 歲，其中 8～38 歲 60 例，38～40 歲 20 例。單側 58 例，雙側 22 例。診斷標準：

① 超音波顯示，雙側或一側卵巢低回聲結構，最大 12.0 公分×7.0 公分×6.0 公分不規則型液暗區。

②臨床症狀：下腹不適，腹圍增粗，腹痛月經失調；或先期而至或後至而延期，甚至三五月不來潮，或久婚不孕，或經水淋漓不淨；經期血色紫塊，行經不暢，目眶暗淡。

③檢查，觸診可摸及，陰道檢查能明顯觸及子宮之外尚有腫物。舌暗唇紫，苔黃膩，脈弦澀。

以上症狀持續 3 月以上。

2. 治療方法

【基本方藥】桂枝 10 克，茯苓 30 克，丹皮 10 克，赤芍 20 克，桃仁 10 克，紅花 10 克，三棱 10 克，莪朮 10 克，川牛膝 20 克，水蛭 10 克，土鱉蟲 10 克，木通 3 克，澤蘭葉 10 克，黃耆 20 克。

加減：小腹冷痛加烏藥、小茴香；小腹灼熱加川楝

子、魚腥草；大便乾燥加當歸、杏仁；病程較長，消失後又發作者加黨參、附子。

每日 1 劑，水煎服，28 日為 1 療程，療程最短者 15 日，最長者 50 日，平均 30 日。

3. 治療結果

治癒（臨床症狀消失，月經規律，超音波複查囊腫消失）76 例，顯效（小腹憋脹疼痛明顯減輕或消失，行經暢通，血塊減少，超音波複查囊腫縮小三分之二）3 例，有效（小腹憋脹疼痛有所改善，但仍月經不規律，超音波複查囊腫略有縮小）1 例，全部有效。

【討論】卵巢囊腫，大多辨證為腎虛不孕，補腎恒多，其效甚微。從結合超音波診斷以來，探明卵巢囊腫，大多為液性球體，伴輸卵管水腫，病人小腹憋脹疼痛，月經不調。

婦人以血為本。當衝任失調，經脈不通則水濕瘀血積於衝任，形成局部症瘕，以致月事不以時下而無子。

《金匱要略，婦人妊娠病脈證並治》指出：「婦人宿有症病，經斷未及三月，而得漏下不止，胎動在臍上者，為症痼害。妊娠六月動者，前三月經水利時胎也，下血者，後斷三月血不也。所以血不止者，其症不去故也，當下其症，桂枝茯苓丸主之。」

桂枝通陽活血，溫化下焦水氣為主；伍以茯苓利水滲濕；丹皮、赤芍活血散瘀；桃仁、紅花活血通經；三棱破血中之氣滯；莪朮逐氣分之血。三棱、莪朮與黃蓍並用更

有開胃健脾之功，脾胃健壯，不但善消飲食，兼能運化藥力，使病速癒。川牛膝引血下行，木通通絡利水，澤蘭葉疏通經血之脈絡。

　　水蛭加入對全方起著決定性的作用，《本草經疏》：「水蛭味咸苦氣平，鹹入血走血，苦泄結，鹹苦並行，故治婦人惡血，瘀血，月閉，血瘕積聚，因而無子者。」《本草匯言》：「水蛭逐惡血，瘀血之藥也。」方龍潭曰：「按《藥性論》言，此藥行蓄血、血症、積聚，善治女子月閉無子而成乾血癆者。此皆血留而滯，任脈不通，月事不以時下而無子，月事不以時下，而為壅為瘀。水蛭配鱉蟲逐瘀、破積、通絡其效倍增。」

　　《本草經疏》：「夫血者，身中之真陰也，灌溉百骸，周流經絡者也。血若凝滯，則經絡不通，陰陽之用互乘，寒熱洗洗生焉。鱉蟲鹹寒能入血軟堅，故主心腹血積，症瘕血閉諸證。血和而營衛通暢，寒熱自除，經脈調勻，月事時至而令婦人生子也。」全方緊扣病機，共起到通陽活血，通絡利水，破瘀消症，調和衝任的作用。

❀ 中西醫結合治療難治性心力衰竭 10 例

在慢性心力衰竭的臨床治療觀察中，有些患者對心力衰竭的常規治療不再有反應，而症狀持續存在，這種病情稱為難治性心力衰竭。自 1996 年 6 月至 2002 年 6 月，我科對心力衰竭的西醫常規治療不再有反應的病例，加用田老中藥協定處方，治療 10 例難治性心力衰竭，取得了明顯療效。現總結如下：

1. 臨床資料

（一）病例選擇

難治性心力衰竭患者 10 例均為本院住院患者；男性 5 例，女性 5 例；年齡最大 73 歲，最小 42 歲，平均年齡 57.5 歲；10 例患者中，風心病心力衰竭 5 例，肺心病心力衰竭 5 例。

（二）臨床表現

本組病例的臨床表現主要為胸悶、心悸、呼吸困難、不能平臥、腹脹、尿頻、雙下肢水腫，甚者端坐呼吸。

2. 治療方法

本組病例均在應用強心甙、速尿、丁脲胺等西藥後排尿仍頻，心力衰竭控制不滿意或不能控制的情況下加服中藥協定處方治療。真武湯合五苓散加味。

【方藥】茯苓 30 克，焦朮 20 克，炒白芍 30 克，蜜附子 30 克（先煎），桂枝 10 克，澤瀉 10 克，黃蓍 30

克，葶藶子 10 克，肉桂 10 克，乾薑 10 克，絲瓜絡 10
克，通草 10 克。

【辨證加減】痰濕內阻，合入二陳湯；風寒濕三氣雜
至者，合入獨活寄生湯。

3. 治療結果

（一）診斷標準

據《內科診療常規》診斷標準，心力衰竭（心功能不
全）可分為四級。

Ⅰ級：體力活動不受限制，日常活動不引起乏力、心
悸、呼吸困難或心絞痛等症狀。Ⅱ級：體力活動輕度限
制；休息時無症狀，日常活動即可引起乏力、心悸、呼吸
困難或心絞痛。Ⅲ級：體力活動明顯受限，休息時無症
狀，輕微日常活動即可引起上述症狀。Ⅳ級：不能從事任
何體力活動，休息時亦有症狀，體力活動後加重。

（二）療效判定

服用中藥協定處方後，心功能好轉Ⅱ級為顯效；好轉
Ⅰ級者為有效。

（三）結果

10 例難治性心力衰竭患者經加服中醫治療後取得顯
著療效。最短 3 天，最長 8 天，平均 5 天見效。5 例Ⅳ級
心力衰竭治療後降至Ⅱ級，5 例Ⅲ級心力衰竭降至Ⅰ級，
提示加用中藥治療明顯提高治療難治性心力衰竭的療效。

【討論】難治性心力衰竭，西醫學認為是心臟排血功
能不能適應心臟的負荷，因而身體各部分發生血供不足

（如乏力感等）以及血液和體液瘀積（氣急、水腫）。中醫學在幾千年的臨床實踐觀察中已形成一整套完整的治療心力衰竭病的體系。諸如：「心悸」「喘證」「水腫」均為心腎陽虛、水濕內停、氣化失司、陰陽錯位，與西醫學心力衰竭認識不謀而合。

心力衰竭的實質西醫認為心肌收縮無力；中醫認為，陽不化氣。《素問・生氣通天論》指出：「陽氣者，若天與日，失其所，則折壽不彰，是故天運，當以日光明，陽因而上，衛外者也。」提出了人體生命活動的基礎是陽氣，陽氣化，陰成形。張仲景《傷寒論》316 條：「少陰病，二三日不已，至四五日，腹痛，小便不利，四肢沉重疼痛，因下利者，此為有水氣，其人或咳，或小便不利，或下利，或嘔者，真武湯主之。」小便不利、四肢重、咳嘔，為水氣病，實乃心力衰竭。仲景因而確立，溫陽化氣利水之法，但溫心、腎陽須用附子，然膀胱氣化不能缺桂枝，二者配伍，陽氣適其所，氣化行其路。

用中醫氣化學說治療難治性心力衰竭可明顯提高療效。附子通行十二經脈，走而不守，重在氣化，辟風斬浪，所向無敵；桂枝通陽宣脈，二者維持人體陽氣的運化，使人體生生不息；二藥配伍相得益彰，共奏回陽救逆、強心利尿的作用。茯苓、澤瀉伍桂枝利尿作用明顯增強。黃蓍補氣利尿，藥理證實，黃蓍是一種非洋地黃，正性肌力藥物，可使心臟收縮振幅加大，排血量增加，對中毒或疲勞性心力衰竭的治療作用更為明顯；它還有增強免疫功能、提高血漿組織內 CAMP 的含量、穩定細胞膜、

降低自由基產生、清除自由基的作用。

　　葶藶子瀉肺平喘，利水消腫，藥理證明有強心作用，能使心肌收縮力增加，心率減慢，對衰弱的心臟可增加心輸力量，降低靜脈壓。白芍擴張心肌血管，增加心肌血供。縱觀全方，益氣溫陽，行氣利水，陰平陽秘，生生不息。

4. 典型病例

　　武某某，女性，52 歲，患者胸悶、心悸，動則氣喘，病 20 年。1999 年 10 月 22 日出現胸悶、心悸、氣喘、腹水並伴下肢水腫，診斷為風心病心力衰竭，四級心功，住內科按常規心力衰竭治療，病情雖有好轉，但雙下肢仍有水腫，身冷畏寒，面以黧黑，舌淡胖，有齒痕，苔滑，脈沉細而遲。辨證為心腎陽虛、氣化失司，治以溫陽益氣，化氣行水。

　　【方藥】蜜附子 30 克，桂枝 10 克，茯苓 30 克，焦朮 30 克，炒白芍 30 克，澤瀉 10 克，黃耆 30 克，葶藶子 10 克，肉桂 10 克，乾薑 10 克，絲瓜絡 10 克，通草 10 克，1 日 1 劑，早、晚空腹服。

　　一週後可以下床活動，身冷畏寒消失，下肢浮腫消退，為鞏固療效以湯改為丸劑，每丸重 9 克，每次 1 丸，1 日 2 次，早、晚空腹服。

　　2002 年 10 月隨訪，自從服丸藥以來，已不吃地高辛，可操持日常家務，生活自理。

❀ 胃、十二指腸潰瘍病從熱論治

消化性潰瘍病是指在各種致病因數的作用下，黏膜發生的炎症與壞死性病變，病變深達黏膜肌層，常發生在與胃酸分泌有關的消化道黏膜，其中以胃、十二指腸為最常見。流行病學資料顯示，消化性潰瘍與幽門螺桿菌（Hp）感染關係最為密切，95%的十二指腸潰瘍以及 70%的胃潰瘍與幽門螺桿菌感染有關。

消化性潰瘍病的發病機制主要與胃、十二指腸黏膜的損害因素和黏膜自身防禦、修復因素之間失平衡有關。其中胃酸分泌異常、Hp 感染和 NSAID 廣泛應用是消化性潰瘍的最常見病因。Hp 的毒力包括空泡毒素蛋白、細胞毒素相關基因蛋白、鞭毛的動力、黏膜因數、脂多黏、尿素酶、蛋白水解酶、磷脂酶 A 和過氧化氫酶等。

Hp 依靠毒力因數的作用，在胃黏膜上皮定植，誘發局部炎性反應和免疫反應，損害黏膜的防禦修復機制，同時也可由侵襲因素的增強而致病。不同部位的 Hp 感染引起潰瘍的機制有所不同。在以胃竇部感染為主的患者中，Hp 透過抑制 D 細胞活性，從而導致高胃泌素血症，引起胃酸分泌增加。同時 Hp 也可直接作用於腸嗜鉻樣細胞，後者釋放組胺引起壁細胞分泌胃酸增加，這種胃竇部的高酸狀態易誘發十二指腸潰瘍。

中上腹痛、反酸是消化性潰瘍病的典型症狀，腹痛發生與餐後時間的關係是鑒別胃與十二指腸潰瘍病的臨床依據。胃潰瘍的腹痛多發生在餐後半小時左右，而十二指腸

潰瘍則常發生在空腹時。近年來，由於抗酸劑、抑酸劑等藥物廣泛使用，症狀不典型的患者日益增多。由於NSAID 有較強的鎮痛作用，NSAID 潰瘍病臨床上無症狀者居多，部分以上消化道出血為首發症狀，也有表現為噁心、厭食、納差、腹脹等消化道非特異性症狀。

根除 Hp 應為消化性潰瘍病的基本治療，它是潰瘍癒合及預防復發的有效防治措施。目前推薦的各類根除 Hp治療方案中最常用的是以 PPI 為基礎的三聯治療方案，三種藥物均採用常規劑量，療程 7～14 天。Hp 根除率在90%。儘管根除 Hp 的方案有效快捷，但耐藥性的產生和Hp 的再次感染降低了治癒率。

我院消化科多年來，對胃、十二指腸潰瘍病根據臨床脈證，按田老胃病屬熱痞論治，收到了遠期療效，《傷寒論》154 條：「心下痞，按之濡，其脈關上浮者，大黃黃連瀉心湯主之。」心下痞，按之濡，是說心下的胃脘部位有堵悶痞塞之感，但按之卻柔軟，而不堅硬疼痛，是屬氣痞。關脈以候脾胃，浮脈又主陽熱，在此泛指陽脈而言。今陽熱之脈，而又僅見於關上，說明中焦有熱，而痞塞不通。然未與有形之物相結，故雖痞塞而不疼痛。治以大黃黃連瀉心湯清泄熱邪，消痞和胃。

現代研究大黃、黃連、黃芩均有抑制幽門螺桿菌的作用，同時又有抑制胃酸分泌的作用，其苦寒之味在胃中持續保留，造成不利於幽門螺桿菌生存的環境，故使根除幽門螺桿菌遠期療效好，且治癒率高、復發率低，是可信賴的有效方法。

❀ 後　記

　　田春禮老先生是位儒醫，年輕時學習過西醫，有大量臨床經驗，他潛心研究五運六氣學說，反覆應用協定處方，確實收到了意想不到的療效。

　　他從基層工作中來，一步一個實腳印，治癒大量的病例，從一個鄉醫成為一個縣地級名醫。

　　本書所收集的臨床經驗、五運六氣經驗、學術經驗只能是其鳳毛麟角，不過亦可見田老思想學術之一斑，因為有療效，所以奉獻於社會，定有識貨之士以發揚光大。

彩色圖解太極武術

定價220元

定價220元

定價220元

定價220元

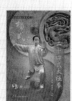

定價350元

定價350元

定價350元

定價350元

定價350元

定價350元

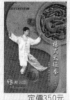

定價350元

定價350元

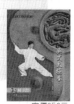

定價350元

定價220元

定價220元

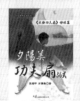

定價220元

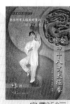

定價350元

定價220元

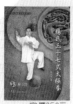

定價350元

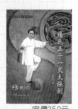

定價350元

定價220元

定價220元

定價220元

養生保健 古今養生保健法 強身健體增加身體免疫力

 醫療養生氣功
 中國氣功圖譜
 少林醫療氣功精粹
 龍形實用氣功
 魚戲增視強身氣功
 道家玄牝氣功
 仙家秘傳祛病功

 少林十大健身功
 中國自控氣功
 醫療防癌氣功
 醫療強身氣功
 醫療點穴氣功
 中國八卦如意功
 正宗馬禮堂養氣功

 道家筋經內丹功
 三元開慧功
 防癌治癌新氣功
 禪定與佛家氣功修煉
 顛倒之術
 簡明氣功辭典
 八卦三合功

 朱砂掌健身養生功
 抗老功
 意氣按穴排濁自療法
 健身祛病小功法
 張氏太極混元功
 中國少林禪密功
 郭林新氣功

 太極
 現代原始氣功
 開脈太極
 還童功
 太極內功養生法
 無極養生氣功
 小周天健康法

 易筋經
 洗髓經
 精功易筋經
 武當門內七心功氣功
 手臂健身法
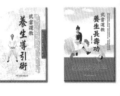 養生導引術　養生長壽功

 太極拳內功養生心法
 意拳
 靜坐要訣
 啟動自癒力
 洗髓經健身術

老拳譜新編

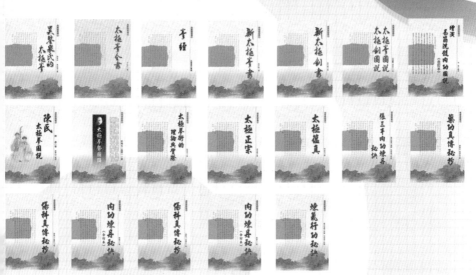

吳鑒泉氏的太極拳　太極拳全書　拳經　新太極拳書　新太極劍書　太極拳圖說　太極劍圖說　增演易筋洗髓內功圖說

陳氏太極拳圖說　太極拳勢圖解　太極拳術的理論與實際　太極正宗　太極體真　張三丰內的煉身秘訣　藥功真傳秘抄

傷科真傳秘抄　內功煉身秘訣　傷科真傳秘抄　內功煉身秘訣　煉氣行功秘訣

武學釋典

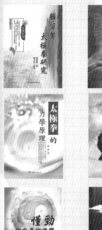
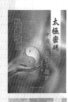

太極武術教學光碟

太極功夫扇
五十二式太極扇
演示：李德印 等
(2VCD)中國

夕陽美太極功夫扇
五十六式太極扇
演示：李德印 等
(2VCD)中國

陳氏太極拳及其技擊法
演示：馬虹(10VCD)中國
陳氏太極拳勁道釋秘
拆拳講勁
演示：馬虹(8DVD)中國
推手技巧及功力訓練
演示：馬虹(4VCD)中國

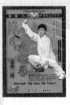
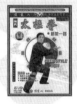

陳氏太極拳新架一路
演示：陳正雷(1DVD)中國
陳氏太極拳新架二路
演示：陳正雷(1DVD)中國
陳氏太極拳老架一路
演示：陳正雷(1DVD)中國
陳氏太極拳老架二路
演示：陳正雷(1DVD)中國
陳氏太極推手
演示：陳正雷(1DVD)中國
陳氏太極單刀・雙刀
演示：陳正雷(1DVD)中國

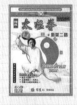
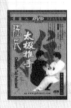
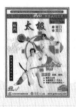

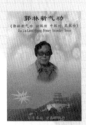

郭林新氣功
(8DVD)中國

本公司還有其他武術光碟
歡迎來電詢問或至網站查詢
電話：02-28236031
網址：www.dah-jaan.com.tw

原版教學光碟

歡迎至本公司購買書籍

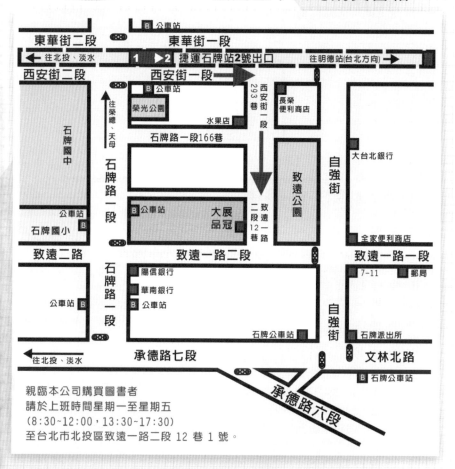

親臨本公司購買圖書者
請於上班時間星期一至星期五
(8:30~12:00，13:30~17:30)
至台北市北投區致遠一路二段 12 巷 1 號。

建議路線
1.搭乘捷運‧公車
　　淡水線石牌站下車，由石牌捷運站２號出口出站(出站後靠右邊)，沿著捷運高架往台北方向走(往明德站方向)，其街名為西安街，約走100公尺(勿超過紅綠燈)，由西安街一段293巷進來(巷口有一公車站牌，站名為自強街口)，本公司位於致遠公園對面。搭公車者請於石牌站(石牌派出所)下車，走進自強街，遇致遠路口左轉，右手邊第一條巷子即為本社位置。

2.自行開車或騎車
　　由承德路接石牌路，看到陽信銀行右轉，此條即為致遠一路二段，在遇到自強街(紅綠燈)前的巷子(致遠公園)左轉，即可看到本公司招牌。

國家圖書館出版品預行編目資料

田春禮臨床經驗集／魏錦峰、田雨河主編。
──初版，──臺北市，大展，2014〔民 103.04〕
面；21公分─（中醫保健站；56）
ISBN　978-986-346-014-5（平裝）
1.中醫　2.臨床醫學
413.2　　　　　　　　　　　　　　103002239

田春禮臨床經驗集

主　　編／魏 錦 峰、田 雨 河
責任編輯／薄 九 深
發 行 人／蔡 森 明
出 版 者／大展出版社有限公司
社　　址／臺北市北投區（石牌）致遠一路 2 段 12 巷 1 號
電　　話／（02）28236031，28236033，28233123
傳　　真／（02）28272069
郵政劃撥／01669551
網　　址／www.dah-jaan.com.tw
E - m a i l／service@dah-jaan.com.tw
登 記 證／局版臺業字第 2171 號
承 印 者／傳興印刷有限公司
裝　　訂／承安裝訂有限公司
排 版 者／菩薩蠻數位文化有限公司
授 權 者／山西科學技術出版社
初版 1 刷／2014 年（民 103 年）4 月　　　　定價／230元

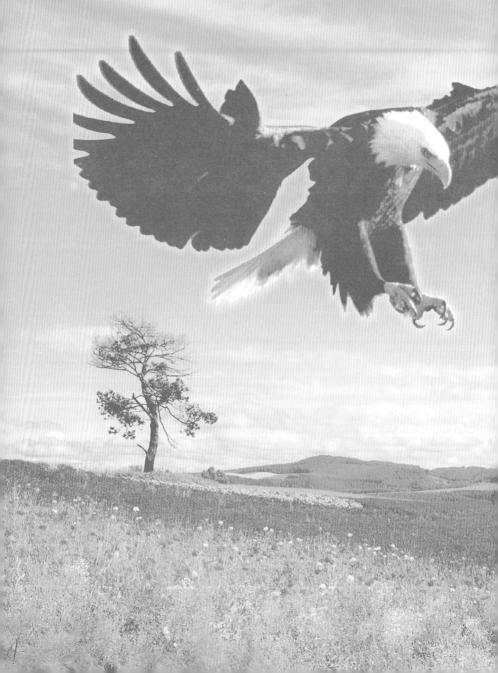

大展好書　好書大展
品嘗好書　冠群可期

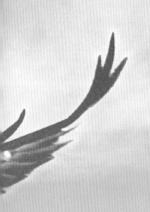

大展好書　好書大展
品嘗好書・冠群可期